U0138392

背痛全面教戰手冊

背痛怎麼辦
真的需要手術嗎?

外科醫師不讓你知道的十大秘密

簡志龍醫生 著

目錄

引言：

醫師不是神，沒有零風險的手術

　　現在慢性背痛接受脊椎手術的病人越來越多，病人與家屬常很猶豫害怕，想要知道：真的需要手術嗎？手術後會更好嗎還是會更糟？不手術會不會更壞？不手術能好起來嗎？手術有那些危險與併發症？我可以晚點再手術嗎？我這種年齡與疾病能手術嗎？還有一群是術後問題重重的病人，他們的問題則是：為什麼手術後我的問題又出現？為什麼仍然疼痛不舒服？醫師叫我再開刀好嗎？病家十分困惑卻得不到完整的答案。我在門診被問到太多這類問題，問題複雜無法一一回答，這本書就是我研究 3 年後獻給病人與家屬的完整答覆。

背痛是人生課題

　　背痛是人生必須接受的課題之一。在門診我看過無數背痛病人，甚至自己也有數次嚴重背痛。病人可能休息吃藥就好，也可能開刀而好，但也有許多人術後沒好，疼痛難耐，更有些人開刀多次仍問題重重。我很佩服那些去開刀病人的勇氣，也理解他們手術的動機。但是對於為什麼許多人手術後結果不理想卻深感困惑，常想這些人如果當初不開刀會怎樣？

　　舉二個我病人的實例。杜先生 30 歲時因為背痛接受第一次脊椎融合術後，一平躺床就疼痛難奈，從此都睡椅子，8 年沒有上床，後來找另一位醫師將固定釘拿掉後才好些，但椎間盤突出又犯，又手術二次。現在不到 40 歲已經開四次刀而痛苦還沒解決。賴小姐

38 歲時去接受 5 節脊椎固定術，術後卻只能臥床疼痛難奈，只好又去求助另一位名醫再手術一次，術後能下床走路，但左腳卻萎縮且完全不能碰，一碰就痛，她痛到憂鬱想自殺，醫師說再開刀，她卻怕死了。

國外也是如此。像高爾夫球名將老虎伍茲一直世界排名第一。直到 2014 年 4 月因為「椎間盤突出」接受微創手術後伍茲表現一墜千里。當年 12 月記者會，39 歲的他承認已接受 3 次背部手術，幾乎只能勉強走路，並說不知道背何時才能恢復重返球場。（CNN Library, 2015），第二年 10 月他的世界排名已落至第 310 名。事實上一開始對於伍茲如何治療，內外科醫師就有嚴重的爭議。

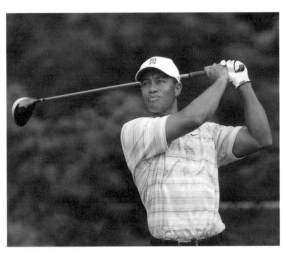

圖 1：背痛手術後無法再打球的老虎伍茲

我的問題很簡單，杜先生、賴小姐、伍茲如果不手術結果會不會更好？人生的無奈在於無法重來…，但到底是開刀或者不開刀較好，在臨床上有許多選擇不開刀的病人可以當對照，在醫學文獻上，也有很多比較的實驗研究可以參考。

剛開始只是內科醫師的好奇，想要瞭解這個「醫療選擇」的簡單問題，沒想到問題複雜，資料繁多，匆匆已經 3 年。令我瞠目結

舌的是其中竟然隱藏許多外科醫師不能說的秘密。我因此決定寫一本透視內幕的書來讓準備接受背部手術的病人與家屬參考。

講實話掀內幕免不了得罪人，許多脊椎外科醫師都是同學、同事或好友，絕大多數是敬業樂群、醫術高超、仁心仁術的醫師，所以在寫此書時常掉入天人交戰、猶豫躊躇的心境，怕傷害我敬愛的外科朋友，更怕背痛病人或家屬因過度解讀，耽擱他們的病情。

但是病人與家屬有知的權力，尤其是在做侵入性、影響深遠的重大手術決定；二來我陳述的已經是歐美社會與醫界媒體這二十年來的共識，本書的引述都有嚴謹的資料佐證，共超過 410 篇文獻。盼望讀完這本書能讓病人與家屬充分瞭解背痛的治療方式及手術的利弊以便做出明智的決定。

醫病常見錯誤

其實這本書對於手術醫師也有幫忙，因為醫病關係不和諧或大動干戈，原因都在於溝通不良。沒有瞭解就沒有信任，然而醫學日新月異，醫師白色象牙塔住久了，經常滿口專業術語，病人與家屬卻是鴨子聽雷、有聽沒懂。醫師不是神，生病無全順，醫療決策本是權衡取輕的選擇，沒有零風險的手術。但是醫病兩方卻都常犯錯誤，病人的情況嚴重複雜，病家卻抱持不切實際的「過度期望」；醫師則常過於自信而輕估病情的千變萬化，對病家「過度承諾」。結果病人術後成果未如預期而產生醫病衝突或糾紛。

我舉一個例子，台北 oo 醫院一位 o 姓醫師建議病人做「微創腰椎椎間盤切除」手術，告訴病人手術只須 1 個半小時，3 天即可出院，不須特殊保養或復健療程。並宣稱他對此等病症治療經驗豐

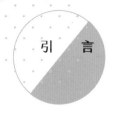
富，手術從未失敗，成功率百分百，絕對安全無虞。病人於是自費十多萬開刀，沒想到手術長達 8 小時，而且病人麻醉醒來便發現自己大小便失禁、會陰部無知覺，左臀到左趾麻木劇烈刺痛。他隨後告知需再以傳統手術方法修補，但再手術仍無改善，後來告訴病人是併發症「馬尾症候群」。結果被病人告業務過失重傷害，法院判決賠償 200 萬元。（臺灣高等法院民事判決 98 年度醫上字第 32 號）（陳恆生，2012）

此例我們可以看到醫師如何過度自信與過度承諾導致醫療糾紛。實務上，病人接受手術至少應諮詢 2 位專家醫師的意見。在美國通常為他的家庭醫師與另一位神經外科醫師，許多保險還有審核制度，由專業人士把關。但在臺灣，由於沒有建立家庭醫師制度與轉診制度，許多病人直接到大醫院找外科醫師看病，並僅接受外科醫師片面的意見就開刀。即使在歐美制度下，背部開刀問題仍然一大堆，台灣也是如此。

手術只是終極安慰劑？

其實這幾年來西方醫界也開始反省脊椎手術是否過頭？好處是否超過壞處？最有名的是澳洲雪梨利物浦醫院的骨科醫師伊安哈里斯，他一生開過許多脊椎手術，但寫了一本書-「手術，終極安慰劑」。他說：「很多原因醫師都做脊椎融合手術，最常見就是腰椎退化情況，然而卻很少證據顯示融合手術對於背痛有效。手術非常昂貴，一個案僅植入物就要好幾萬元，但卻常有許多併發症而需要再度手術，死亡率增加而且脊椎還常不融合。」（Ian Harris, 2016）

哈里斯醫師整本書在反省外科手術是否真的有用，或只是假像的心理安慰作用？在書中他說「手術常是好處少而風險高，但醫

師與病人常因為『安慰劑效應』，而高估手術的真實效果。」（Ian
Harris, 2016）

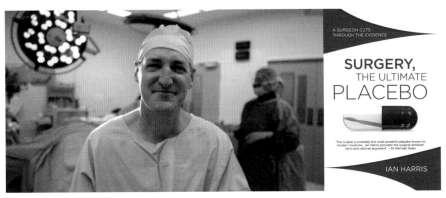

圖2：伊安哈里斯醫師，出版的新書「手術，終極安慰劑」認為許多脊椎手術只是
安慰作用

　　外科醫師都自己認為手術只是終極安慰劑，我們內科醫師還能
說什麼？雖然我不苟同背部手術只是安慰劑，但手術也絕非背痛的
終極武器，讀了本書你就會明白手術的極限與問題。科學就如哈里
斯所說的要拿出臨床證據來。這也是本書堅持的精神，講求證據而
非信口開河，所以本書引用了410篇的臨床研究報告或資料做為佐
證，認真的讀者可以看出作者的處處求是與用心。

　　做為一個受全人整合專科訓練的資深家庭醫學內科醫師，由於
出國留學美國哈佛與英國時亞伯丁專攻疼痛及系統骨內科學，而在
諾華藥廠時又從事再生醫學研究骨鬆、神經、腦心血管新藥。我在
榮總時的病人有各式疼痛病人，背痛病人更多，不比手術醫師少，
多數是沒有手術的病人，但有許多則是術後沒好或更嚴重不知所措
的病人。病人與家屬有許多問題與困惑。他們信任我，或許是認為
我比外科醫師更瞭解他們，也比外科醫師更中立，較少本位主義，

沒有利益衝突，對於背痛的瞭解層面更廣不僅限於手術領域，這使得我更有資格來回答這些問題。太多病人與家屬有同樣的問題，我無法一一回答，這是我寫本書的動機。本書會揭發某些白色象牙塔中陰暗的角落，告訴讀者外科醫師不肯、不想、不敢告訴你的十件秘密。

簡單來說，如果你尚未開刀，一定要先讀本書，本書就是為了那些背痛準備接受脊椎手術的病人與家屬，提供正確的脊椎手術資訊與知識，以做為手術或不手術的決策參考。如果你已經開過刀但仍問題重重，更需看此書。它會讓你澈底瞭解背痛的本質、醫師的想法、手術的問題，是否需要再手術及如何再恢復背部的健康。

但是請切記，本書傳達的是理性實是求是的精神而非盲從，有許多情況手術是絕對必要的（如外傷骨折、腫瘤、失禁的馬尾症候群、嚴重脊椎狹窄、不穩定的脊椎滑脫等等），也有一些情況手術是相對有利的，如情況持續超過一年以上的椎間盤突出等，請讀者留意自己身體的變化、手術的適應症並善用你的判斷力。

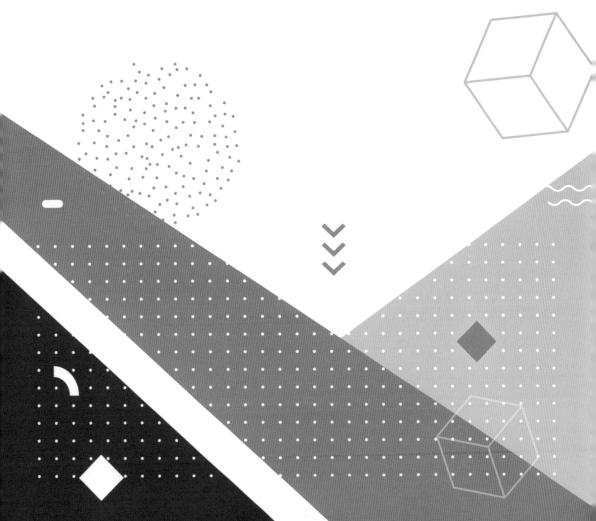

第一篇
背痛怎麼辦？

第一章　背痛人人有

　　許多人懷念雄姿英發英俊瀟灑的美國總統約翰甘迺迪，但直到他過逝後很久人們才發現他一直在演戲在逞強裝勇，事實上甘迺迪一輩子受慢性背痛折磨。依據白宮醫療記錄，他有 3 處腰椎壓迫問題，要穿背架才能活動，而且每晚需要在床墊上鋪木板才能睡覺，每天甚至要服用 8 種藥，其中包括很多麻醉止痛藥。他 37 歲（1954年）當參議員時就接受腰椎融合手術，但失敗，只好再手術，卻因嚴重手術併發症再住院 9 個月。記錄顯示因背部惡化在進白宮後他又接受了 8 次局部注射。（Hagen P, 2011）（Altman LK, 2002）

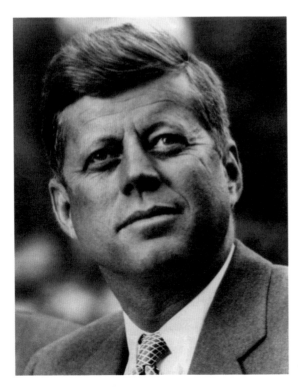

圖 3：被慢性背痛折磨一輩子的約翰甘迺迪總統

1.1 真的需要手術嗎？

人類所有疼痛中背痛排第二，僅次於頭痛，背部手術在外科手術中也排名第三。在老年人背痛更為常見，但它卻不是老人的專利。甘迺迪當年背痛時也才 30 歲，事實上背痛是年輕人請病假最常見的原因。（Baliga S, 2015）人的一生中下背痛機會高達九成，而像甘迺迪那樣折騰的慢性背痛則占 1-2 成。（Verhaak PF, 1998）（Elliott AM,2002）（Frank A. 1993）

有些人情況持續或加重，只好求助外科醫師，外科醫師常會建議開刀，此時家屬與病人常會出現下述問題：

1. 真的需要手術嗎？
2. 手術有用嗎？
3. 真的需要使用昂貴的自費器材嗎？
4. 手術後會有什麼問題？
5. 手術後不好怎麼辦？

但上述問題拿去問外科醫師，答案常千篇一律：

1. 是的，需要開刀。
2. 手術當然有效，但不能保證。
3. 你可以選擇，但不用效果差而且短暫。
4. 手術後可能的問題都寫在手術同意書上。
5. 任何手術都有風險，不需過度擔心。

這種答案是官樣文章實問虛答。病人與家屬在面對重大的醫療決定時，困惑與疑問卻沒有獲得解答，簽同意書時感覺像賭輪盤。真的是如此輕鬆嗎？我們看看大醫院的「脊椎手術同意書」怎麼寫：

「脊椎手術之風險及規模均大於其他手術，醫事人員會盡力為病人進行治療和手術，但仍可能有意外，如：大失血、休克、傷口感染、腦中風、心肌梗塞、血栓形成、肺栓塞、肝腎衰竭、消化道出血、下半身麻痺、大小便失禁、呼吸抑制、四肢癱瘓等，均無法完全避免。」（成大雲林分院脊椎手術說明同意書）

同意書落落長，特別要注意這句話『脊椎手術之風險及規模均大於其他手術』。所有外科手術加起來少不隆咚也有數百種吧？它的風險及規模卻大於其他手術？表示背部開刀絕不輕鬆不是開疝氣痔瘡。看看列舉的併發症都很可怕嚴重，不幸發生絕對會讓你一輩子悔恨。在本書我舉了許多實例讓讀者參考。

然而沒辦法完整滿意的答覆病家，也不能全怪外科醫師，因為手術本來就有風險，會稱為「風險」就是因為沒法預測。而外科醫師通常又十分忙碌沒時間好好回答你的問題；再加上這是一個賣方市場，多半是病人求醫師開刀，許多醫師內心認為要開就開不開拉倒。甚至你再多問，他就認為你是奧客不爽了，病家只好噤聲簽名切結。自助天助，想知道真正客觀完整的答案，你可要讀本書。

我們先來討論背痛的原因。背痛不一定是肌肉、韌帶問題，可能是脊椎、神經問題，也可能是內臟器官問題。

1.2 背痛是進化的代價？

人類與猴子的不同，「背痛」是其中之一。此句話怎麼說？因為背痛是進化的產物。人類被謔稱為「無毛猿」，但萬物之靈不在沒毛，而在於站立行走並騰出雙手來製作工具。比較猴子與人類的

姿勢，便可以清楚瞭解人類演化成垂直站立後，地心引力對於人類的脊椎產生的巨大壓力。

人類的脊椎像積木，負責對抗地心引力並支撐人體的重量，日積月累常引發疼痛。但背痛過去與現在原因大不同。農牧時代，沒有機械，人類像牛馬一樣必須經常拖物扛重，常常出現肌肉筋膜拉傷、壓迫性骨折及駝背等問題。進入工業社會，人類則因為久坐不動、打電腦、穿高跟鞋、及長壽等原因導致韌帶肌肉發炎、椎間盤突出、脊椎滑脫及骨質疏鬆等背部問題。

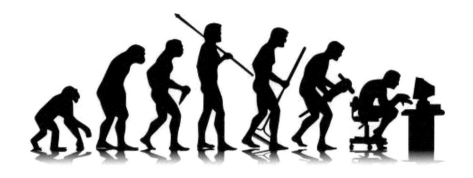

圖4：背痛是人類站立行走並騰出雙手製作工具的進化產物

1.3 背痛原因知多少？

多數的背痛是因為肌肉受傷或發炎，因此簡單的休息、泡熱水澡、按摩、吃個止痛劑通常就好了。然而有些背痛卻是來勢洶洶且糾纏不去。其中超過六成都是肌肉韌帶傷害，嚴重的坐骨神經痛與或椎間盤突出等不到一成。其它原因有「纖維肌痛」，「骨質疏鬆」，「類風濕」、「僵直性關節炎」、「帶狀疱疹神經痛」或「脊椎腫瘤」等。

　　要注意的是「坐骨神經痛」或「椎間盤退化」在 45 歲以下年輕族群與老年人比例相當。表示年輕人的背痛也要考慮到坐骨神經痛與椎間盤突出等脊椎問題。

　　依照時間長久，可以簡單將背痛分成兩類：三個月內的稱為「急性背痛」，超過三個月為「慢性背痛」。這個分類最重要，前者是一定不用開刀，本書主要在討論慢性背痛。依照原因也可分兩類：「軟組織問題」：包括肌肉、韌帶、肌腱、肌膜所引起的疼痛；與「脊椎問題」：包括椎板、椎間盤、小關節、神經根等疼痛。

　　背痛讓病人、家庭與社會付出極高的代價，今天它的花費幾乎快與可怕的癌症差不多了。美國國家廣播公司 NBC 曾報導：「美國現在一年要花 860 億美元來治療背痛，但研究卻發現沒有證據顯示這十多年來花那麼多錢，民眾有變好。這些年治療背痛像星艦迷航一樣，因為人們相信一定要做點事。但事實是時間常是最好的藥，多數人在某些時間會有背痛，但九成病人在數週內可以自己恢復。」

（Lauran Neergaard, 2010）

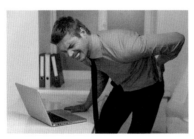

圖 5：背痛是現代人的毛病，卻不一定是老年人的專利，椎間盤突出在年輕人也很常見

　　事實是手術無法完全並長期的解決問題，反而由於越來越多的脊椎手術製造出手術後的新型背痛。內科治療速度雖較緩慢，但研究顯示即使是椎間盤引起的坐骨神經痛，在沒有手術情況下，八成病患會在一個月內恢復，九成五病人在一年內恢復。

（Legrand E, et al, 2007）

　　以下我們就來探討背痛怎麼辦？手術真的有用嗎？

第二章　背痛手術越開越糟？

　　脊椎，台灣話稱為「龍骨」，龍骨受傷可是會癱瘓，像陳水扁老婆吳淑珍，像「月亮歌后」李珮菁，都因脊椎問題及手術失敗而半身不遂。病人不得已需開龍骨時，最擔心的通常不是會不會好？而是會不會越開越糟甚至癱瘓殘障？

　　在回答這問題前，我們先來看一篇報導。美國是全球醫療科技最進步的國家，脊椎手術的大部份科技與器材也是美國人發明的。美國更是全世界背部手術做最多的國家，一年開近百萬台刀，花費數百億美元。僅背部手術花的錢，都可以買下希臘了。但是…到底手術結果好不好呢？

2.1 手術越開越糟？

　　美國國家廣播公司 NBC 記者凱洛琳達發現許多人在背部手術後反而更嚴重無法工作。於是她搜集資料在公司高層的支持下於 2010 年寫了一篇報導（Linda Carroll, 2010）。她首先介紹一位 52 歲婦人史卡蒂娜的故事。史卡蒂娜因脊椎狹窄引起的慢性背痛而接受醫師建議開刀。但開刀後，她的背痛更嚴重，醫師雖然開止痛劑給她，但沒有效果，她仍日夜為背痛折磨，痛苦到想自殺。最後好友推薦她另一位名醫，這位醫師再三保證，只要再接受一次手術，問題就可完全解決。所以她忍痛再捱一刀，此回是利用螺絲將兩節脊椎融合固定。

　　手術結果不錯，疼痛真的完全消失了。但好日子…竟然只有數週，接著錐心之痛又回來了。為什麼兩次手術都無法改善她的問題

呢？那接下來要怎麼辦？整天臥床嗎？繼續吃止痛劑嗎？還是再來一次手術？

凱洛琳達發現像史卡蒂娜的個案並非特例，有同樣問題的在 60 萬術後病人中有十多萬人。為了回答這些疑問，凱洛去訪問美國辛辛那提大學醫院的阮倉醫師。阮倉團隊曾做一大型研究，結果令病人瞠目結舌，醫界大驚失色。

研究是這樣，阮倉分析勞工保險 1450 位嚴重背痛病人，其中一半接受手術，另一半僅接受保守治療。經過兩年後，他發現可以回到職場工作的手術病人只有 26%，但沒有手術的病人卻有 67%。手術病人平均請假天數 1140 天，但沒有手術的病人只有 316 天。另外手術病人死亡 17 人，永久殘障比率 11%；未手術病人死亡人數只有 11 人，永久殘障比率僅 2%。更慘的是，開刀病人有四成發生手術後遺症，其中四分之一需再次手術。

這些數據顯示不開還好，越開越糟？好吧，雖然無法工作，但手術的優點就是快狠準，挖去壓迫神經的骨頭，至少可以快速持久的減輕疼痛吧？但令人驚訝的是，手術組竟然連這一點都沒有做到，有近八成病人在手術後竟然持續疼痛，不僅需要繼續服用麻醉類止痛劑，而且四成病人的止痛劑劑量還得加重。

所以阮倉的結論是：「.. 手術比保守療法更容易增加失能、麻醉藥物使用、請假天數，並降低返回職場的機會。」（Nguyen TH, 2011）

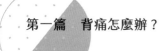

2.2 外科醫師亂敲鐵鎚？

這份研究當然令脊椎外科醫師十分不悅，但也讓病人與家屬恐慌困惑，怎麼會越開越糟呢？要知道這種刀在美國非常昂貴，平均要花 10-15 萬美金，開完刀還要疼痛幾個月才能恢復，為什麼花錢受苦還無法消災呢？。

為瞭解問題所在，凱洛琳達又訪問了多位專家。匹茲堡大學蔻普教授說：「雖然多數外科醫師對於手術非常謹慎，但有些醫師卻不是如此。他們常常好像拿著一把鐵槌，覺得每樣東西都突出不平，需要敲一敲。」

明尼蘇達州脊椎重建外科中心的布爾騰醫師說：「對某些人來說，脊椎手術可能是正當的需要，但是現在大家擔心的是它已經遠遠超過合理需要了。有些地區的手術率甚至比全國平均值高 4 到 5 倍。」 賓州大學醫院神經外科部主任魏許醫師則坦誠說：「我們在治療背痛比較不成功…原因在於不容易精確找出背痛的原因。即使核磁共振影像都會誤判，因為不管有沒有疼痛，如果你掃瞄 30 歲以上人們的脊椎，退化幾乎可以在每個人身上看見。所以即使手術很成功，但還是很少能夠百分百的去除背痛。」

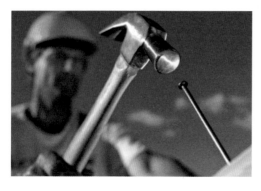

圖 6：許多外科醫師看到不正常就想手術修復但許多只是正常的退化

2.3 手術是空頭支票？

可見問題似乎是醫師診斷不夠精確，而又喜歡開刀，因此術後結果不如理想。所以凱洛琳說：「背部手術可能只是醫師開的空頭支票，許多手術病人沒有恢復，甚至產生更嚴重的反撲。」（Linda Carroll, 2010）

國家廣播公司是美國的大媒體，這是一篇對於美國脊椎手術品質的指控。事實上此種手術問題重重，媒體報導不少，我們且看另一篇 2010 年彭博社的報導，在此篇「研究揭穿醫師因脊椎融合手術而富有」一文中，記者深入討論明尼蘇達州雙城脊椎中心的幾位醫師，他們都因開很多背部手術而非常富有，年賺數百萬美金，生活奢華，多數擁有法拉利等名車與數千平方呎的海濱大別墅。

2.4 多少可憐失敗案例

但不少病人下場卻淒慘悲涼，報導中提到的就包括卡車駕駛麥可 Mikel Hehn，119 派遣員羅賓 Robin Washburn，銀行行員裘蒂 Jody Rasmusson，店員凱薩琳 Catherine Engels，機械工丹 Dan Bebault，機械操作員羅絲 Ross Tamminen 與家庭主婦珍 Jean Kingsley。他們在手術後都更糟糕更痛苦後悔莫及，讀者有興趣可以上網去讀他們的故事。

我特別來介紹一下金仕莉珍這位家庭主婦的故事：這位 57 歲婦女先前接受兩次脊椎融合手術但都失敗，只好到處求醫，最後她去看雙城中心的賓托醫師，賓托告訴她再開刀可以緩和疼痛，所以她接受了第三次手術。賓托此次下重手將她的腰與胸的十三節脊椎全部釘在一起，結果成了大災難。（註：三節以上就是複雜脊椎融

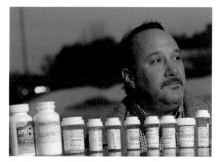

圖7：卡車駕駛麥可 Mikel Hehn，因為脊椎手術失敗每天需要服用 10 種藥物（Peter Waldman, 2010）

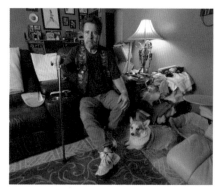

圖8：水管工人史卡特手術後沒有好反而殘廢（Peter Whoriskey, 2013）

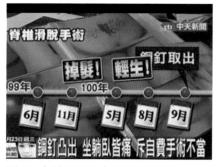

圖9：台灣脊椎融合手術失敗報導

合手術，13 節駭人聽聞）從此她下半身癱瘓，包尿布坐輪椅還要請人到家洗澡。即使如此，她的醫療訴訟還是輸了而且還持續被醫院追討 23.9 萬美元的醫療費用。（Peter Waldman, 2010）

再看一篇華盛頓郵報的報導，一位水管工人威廉史卡特，熱愛騎重機，因為背部疼痛數年去看醫師，外科醫師說是「腰椎狹窄」需要手術，並告訴他開完刀就可參加機車節遊行。但結果是開完刀他殘廢了，不僅無法工作且無法久站容易跌倒，從此無法再騎他熱愛的機車。史卡特憤怒的告訴記者：「他奪走我的人生。為什麼？」（Peter Whoriskey, 2013）

這是外國案例，台灣手術失敗的例子也不少，我舉中天電視報導的一個案例，一位雲林李小姐因為背痛看醫師，外科醫師說是「脊椎滑脫」，需要開兩節腰椎固定的手術，承諾半年會好，但要自費 9 萬元。但開完刀竟是

災難的開始，她疼痛難耐坐立不安痛不欲生。最後去找其他醫師將手術固定物取掉才疼痛才緩解。這不是不開還好越開越糟嗎？（中天新聞，2012）

2.5 手術不一定成功，成功不一定好

可見手術可能好，但也可能更糟，我們醫院也發生過幾次背部手術糾紛，醫師認為手術成功，但病人卻認為失敗，要告醫師。為什麼呢？讓我想到一則漫畫，醫師從手術房出來對等待的家屬說：「手術十分成功..」，接著搔頭困惑的說：「可是病人卻死了。」

原來許多外科醫師對於手術成功定義與病人不同。醫師認為技術過程沒出錯所以手術是成功的，但病人卻認為症狀沒解除或出現新問題就是失敗。舉個例子，我的病人因為右腳麻痛接受「腰椎融合手術」，開完右腳麻痛有好，但 2 個月後原本不痛的左腳卻開始劇烈麻痛，這樣算不算手術成功呢？原來背部手術不一定會成功，而成功病人也不一定變好。

其實合理的手術失敗率是可以接受的，畢竟醫師不是神，沒有零風險的手術。但背部手術的風險卻比所有手術高很多，失敗率更高到 4 個中就一個，而且手術併發症常比原來問題更嚴重可怕如大出血、中風、半身不遂等（詳細請閱讀第 8-10 章）。為什麼醫學已如此進步而背部手術風險與失敗還那麼高呢？原因很多，本書將逐一破解背部手術的迷思。

但首先我們先來思考神經外科名醫魏許的話：「治療背痛不成功..原因在於不容易精確找出背痛的原因，即使核磁共振都會誤

判，..掃瞄 30 歲以上人們的椎間盤，退化幾乎可以在每個人身上看見。」

　　媽媽咪呦，這位名醫的意思是說，脊椎影像有問題可能是健康人的正常現象，當神經外科醫師憑藉今天最尖端科技的核磁共振造影，指出你脊椎突出或退化需要開刀，可能只是誤判嗎？

第二篇
背痛診斷精確嗎？

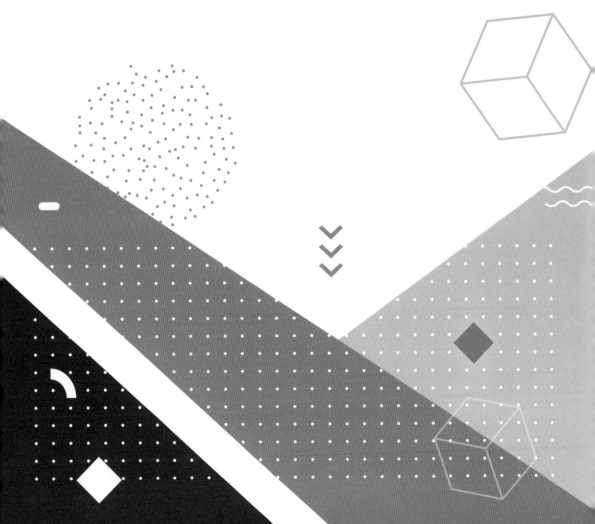

第三章 外科醫師不告訴你的第一件事： 核磁共振影像，常不可靠

「核磁共振」是醫學史上的影像革命，它終於讓醫師可以一層層清楚透視病人身體內部。但你有沒有想過：核磁共振報告是否可靠？今天很少病人脊椎手術前沒做核磁共振檢查的。外科醫師得依賴此科技來決定需不需要開刀以及開那種刀。打個比喻，醫師假如是法官，病人是被告，核磁影像就是關鍵證據。現在問題來了，這證據到底可不可靠呢？法官可是依據這項證據判你要殺要剮、要挖要釘啊！

◇ 3.1 核磁共振不可靠？

如果你抓一個健康人去做背部的核磁共振造影，你覺得他脊椎有異常的機會有多高？美國華盛頓大學骨科醫師維瑟爾一次興起，自己去照脊椎核磁共振。放射科醫師給他的報告是有明顯的椎間盤突出與移位。可是不對啊！他明明沒有任何症狀或不適。為了瞭解其他健康人是否也有相同的發現，他設計了一個「盲測」研究。「盲測」就是只提供影像但不提供資料，讓專家只能根據影像去判斷個案是否有問題。

他首先將從來沒有任何背痛或坐骨神經痛的 52 名健康者帶去做核磁共振影像，再將這些影像夾雜著 6 位曾接受手術證實有椎間盤突出的術前影像，交給沒有任何資訊盲目獨立的三位神經放射科專家判讀，請他們判讀誰有問題。

　　三位神經放射科專家都仔細判讀所有人的影像，健康者被他們判定為「椎間盤突出」的為 35%。分年齡看，40 歲以下為 20%；40 歲以上為 50%。但有趣的是 40 歲以上這組雖然平均誤判率為 50%，但三位醫師的判斷卻差異懸殊，有一位專家認為八成，一位五成，一位只認為三成有問題。（Wiesel SW, 1984）

　　這代表即使你健康毫無問題，去照脊椎核磁共振，35% 機率會被診斷為有問題。如果你 40 歲以上，機率上升到 5 成，運氣不好碰到過度解讀醫師，還會到 8 成。

　　這很麻煩，因為假如你背痛去看醫師，原因只是工作過累、姿勢不正確，本來休息吃藥會好。但醫師建議你做核磁共振，做出來剛好又有沒症狀的椎間盤突出或移位，外科醫師很可能就將這些異常解釋成你背痛原因，而建議你開刀了。

　　或許這只是維瑟爾醫師獨特的發現吧？怎麼可能最精密的核磁共振會使專家將一半以上的健康人誤判為需要開刀的椎間盤突出或移位呢？

　　其他人的研究也都差不多！華盛頓大學骨科波登醫師發現沒有症狀的健康人在核磁共振影像有異常比例達 57%，其中椎間盤突出 36%，脊椎狹窄 21%。（Boden SD, 1990）美國傑生醫師研究發現健康人脊椎不正常的高達 64%，其中許多脊椎異常還不止一處，而且男女沒有差異。（Jensen MC,1994）瑞士伯恩大學的研究不正常為 76%。（Boos N,1995）史丹佛大學的發現更高達 90%。（Carragee EJ, 2006）

　　這 20 年來針對此現象的研究很多，結果都一樣：也就是使用新的影像科技如高階電腦斷層或核磁共振造影，可以在許多健康人

身上發現脊椎異常影像，而且隨著年齡快速增加。（Stadnik TW, 1998）
（Ernst CW, 2005）（Wassenaar M, 2012）

◈ 3.2 影像異常可能是正常退化？

　　事實是人體的所有器官都隨著年齡退化，脊椎也是如此。這
可以解釋為什麼精密的核磁影像可以在許多成年健康人身上找到異
常。但異常不表示有病，異常更不代表需要開刀矯正。最怕的是有
人原本影像就不正常，因為肌肉問題的背痛去看醫師，卻被醫師就
誤判誤刀。（Lurie JD, 2003）這種誤判還真不少，專家統計過它產生 35-
53% 不當的轉介手術。（Lehnert BE, 2010）

　　其實許多醫師過於浮濫使用高階影像檢查導致許多不必要的脊
椎手術。所以專家甚至建議限制這些昂貴的高階影像檢查來降低不
必要的脊椎手術。（Verrilli D, 1996）（Baras JD, 2009）在美國核磁共振平均
收費 2600 美元。（Lacie Glover, 2014）台灣健保由於病人不必花錢，過
度檢查更為常見。

　　由於你我都可能有脊椎影像異常容易誤判，那要如何避免錯誤
手術呢？華盛頓大學波登醫師說得好：「看到不正常的核磁共振影
像，在手術前，醫師必須嚴格仔細的審視病人的年齡、臨床症狀表
現與核磁共振影像的相關性。」（Boden SD,1990）如果沒有慎思明辨，
仔細分析二者相關性，看到黑影就開槍，就可能差之毫釐失之千里，
導致錯誤手術，使得病人越開越糟。

　　我舉個「亂開槍」的例子。一位蘇姓婦女因為左腳第三趾刺痛
到中壢某醫院看神經外科 o 醫師，他為她做核磁振共振造影，發現
蘇女的第四、五腰椎間盤有退化，因此建議她接受椎間盤手術。但

手術後腳趾持續惡化並往上壞死，蘇女後來到 ○○ 醫院求診，證實為「周邊血管阻塞」導致，但壞死已擴散，必須進行左膝下截肢。○醫師被桃園地檢署以業務過失致傷害罪嫌起訴。（中時電子報 2011 年 7 月 22）原來沒症狀的腰椎間盤退化早就存在，核磁振共振影像與腳趾痛完全沒關係，醫師沒仔細判斷，看到不正常的影像就開槍，導致誤診誤刀及醫療糾紛。

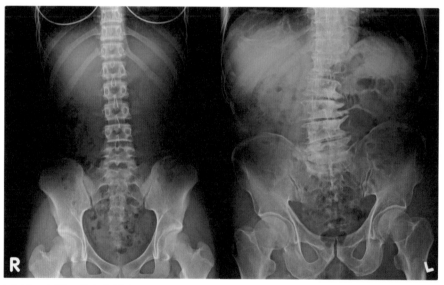

圖 10：左邊一位年輕人的正常健康的脊椎，右邊 70 歲老鐘的脊椎。二者比較可以看到右邊有明顯腰椎退化、滑脫及椎間盤突出，但沒有明顯症狀，可見脊椎隨著年齡退化，因此即使沒有症狀仍可以在影像上發現許多問題。

　　正如波登醫師說的：「幾乎三成健康人的腰椎上有異常發現此事特別提醒醫師，如果沒有配合臨床徵狀與症候，僅依據檢查報告去決定手術是多麼危險。」（Boden SD, 1990）

　　我要分享一位我的病人老鐘的案例，他在十二年前曾因背痛看過外科醫師，醫師看過 X 光及核磁共振影像後告訴他，「嚴重腰椎

退化、滑脫及椎間盤突出，要馬上開刀。」老鐘卻堅持不開。結果麻痛竟然慢慢就好了，以後也沒再痛過。可見個人差異很大，影像只能參考，不能做為手術的依據。

　　外科醫師不告訴你的第一件事就是「精密的核磁影像可以在許多健康人身上找到異常。但異常不表示有病，異常更不代表需要開刀矯正。」

第四章 外科醫師不告訴你的第二件事：
背痛診斷困難，常不精確

　　賓州大學神經外科主任魏許說：「治療背痛不成功的原因在於不容易精確找出背痛的原因。」上一章我們提到許多健康人的核磁共振影像也有異常，醫師可能被混淆。但魏許的意思不僅如此，他認為對於病人的背痛原因，醫師常是用猜的，而非精準的診斷。舉例來說，一位坐骨神經痛老人，有骨質疏鬆、骨刺、壓迫性骨折、椎間盤突出再加上腰椎滑脫，他的痛到底是什麼造成的呢？有時還真像綜合果汁，複雜難以分辨。

　　美國史丹佛大學骨科中心主任卡拉吉團隊想瞭解人們罹患嚴重背痛後，脊椎會產生麼變化？所以他先找來 200 名健康者事先做核磁共振影像。第一次掃瞄時，這些健康沒症狀者已經九成有影像異常（包括 80% 有「椎間盤突出」或「纖維環裂開」，20% 有「神經根壓迫」）。接著團隊持續追蹤 5 年，在此期間這些人如果產生嚴重慢性背痛，即進行第二次核磁共振掃瞄。5 年中共有 51 位發生嚴重背痛接受掃瞄。但出人意料，這些症狀變嚴重病人第二次核磁共振影像與第一次比較，絕大多數（84%）竟然不是沒有改變就是有進步。這研究顯示脊椎核磁影像與症狀及診斷關係常十分薄弱。
（Carragee EJ, 2006）

　　俗語稱讚人精確命中要害為「像外科手術一樣精準」，這前題在於確實精準定位病灶所在。而背痛診斷卻常無法精確定位，為什麼呢？其實與背部的結構有關。背部肌肉部份不複雜，複雜在於包

裏脊髓的脊椎。「脊椎」是頭下面全身最精密的構造。脊髓損傷會
使人永久癱瘓，因為脊髓與其分佈出來的神經十分精密複雜與脆弱。

◇ 4.1 脊椎構造十分複雜

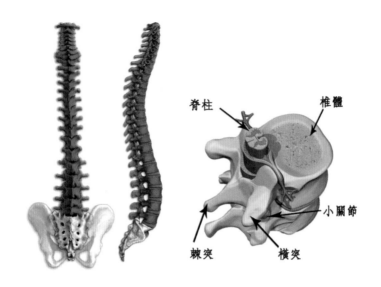

脊柱　　　　　　　椎體

小關節

棘突　　　　橫突

圖 11：左為脊椎的結構，右為脊髓與椎間盤的結構

　　脊椎是由「椎體」套聯在一起的身體支柱，中間留有一個圓柱
空間給從大腦到腰椎的「脊髓」使用，類似大樓的電梯空間。脊椎
間則由「椎間盤」，像磚塊間的水泥，互相聯結疊起；旁邊則使用「小
關節面」相結合；椎體旁有「椎間孔」便利神經從脊髓中傳輸出去。
而脊椎外則包圍著韌帶、肌腱與肌肉。

　　所以背痛原因很複雜，可能是脊髓、神經根、椎體、椎間盤、小關節、神經、韌帶、肌肉的問題，甚至可能是內臟問題的反射。

（Hildebrandt J, 2001）

4.2 背痛診斷常不精確

　　但是如果背痛診斷不精確，就可能開錯刀，問題不僅沒解決反而還會製造更多問題。此部份我們在第十章詳論。這裏我先介紹一個耐人尋味的研究。荷蘭萊登大學醫院神經外科部巴索瑜醫師曾進行一個大型 300 人的研究，一半病人以手術治療，一半用保守療法，共治療一年，前後都找三位專家進行核磁共振影像的盲測，放射專家並不知道病人情況。

　　一年後在影像上看到還有「椎間盤突出」的病人，有 33% 治療效果不好，這合理，因為病人的突出還在嘛。但令人驚訝的是 35% 仍然有突出的病人的背痛卻好了。同樣奇怪的是，在核磁共振上看到「神經根受壓迫」的病人，26% 治療效果不好，但有 24% 病人卻好了。（el Barzouhi A, 2013）

　　你不覺得奇怪嗎？為什麼病人仍然有椎間盤突出或神經根壓迫，但病卻好了？原來真正的答案是「診斷不正確」！從一開始病人的背痛就不是「椎間盤突出」或「神經根壓迫」原因造成的，所以儘管核磁共振還不正常，但真正的問題解除後（最可能為肌肉問題），當然病就好了。

　　脊椎影像與臨床症狀的關係研究不少，都一致指出一個事實：那就是無論看到的是那種不正常影像，它們與臨床症狀都不一定有

因果關係。（van Tulder MW 1997）以此研究看，當初診斷錯誤的機率高達 50%。

可見醫師們在背痛診斷上常不精準，美國華盛頓大學迪亞醫師甚至指出高達 85%！他說：「不幸的是背痛診斷經常不確定，部份原因是由於症狀重疊，部份是由於解剖位置與影像發現只有弱相關。所以高達 85% 的下背痛病人無法下出一確定的診斷。」（Deyo RA, 1994）有研究甚至發現高達 95% 不正確，只有 5-7% 慢性疼痛病人可以精確的診斷出它的病理解剖位置。（Dhillon KS, 2016）

也就是說即使有最先進的影像科技，百分之 85 到 95 病人的背痛病理解剖位置醫師還是用猜的。問題是手術不能大海撈針，開進去後才發現位置不對要怎麼收拾？ 美國明尼蘇大學的山姆蘭諾曾研究 368 位急性脊椎問題病人，發現真正是脊椎問題者只有 68%，有 10% 原因不明，其餘則是它處關節的問題。（Sembrano JN, 2009）東海大學鄭本岡研究台灣因為「髖關節發炎」卻被誤診去作脊椎手術的占所有脊椎手術的 3%，一年浪費健保 6100 萬元。（鄭本岡, 99 年）

我再舉個例子，佛羅里州「黛通娜海濱醫院」的魏納思醫師被醫院內部檢舉濫開刀，後來醫院請一家獨立的稽核機構對他的案件進行稽查，抽查 10 件，發現竟然有 9 件不符合手術要件。他有一位退休女病人叫尤妮思默菲，因為手指麻木來找他，他為她做了頸椎手術，後來她反而有嚴重背痛。他再為她開腰椎融合手術。但她的手指沒好仍然繼續酸麻。由於沒好，她另尋一位神經內科醫師，發現她只是「腕隧症候群」，用上夾板後竟然就好了。所以她氣憤的說：「我不是他的病人，我是他的犧牲品！」（Peter Whoriskey, 2013）

　　診斷不正確的結果是病人滿懷期望的去接受手術，但術後問題沒有獲得解決，由於手術還可能產生併發症，使原本問題沒解決反變加重或變複雜，導致醫療糾紛不斷。

　　所以外科醫師不告訴你的第二件事是：「背部結構複雜，背痛原因很多而且症狀重疊，即使依靠高科技影像，外科醫師也常難下出精確的診斷，導致可能的誤斷與誤刀。」

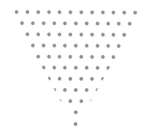

第三篇
真的需要背部手術嗎？

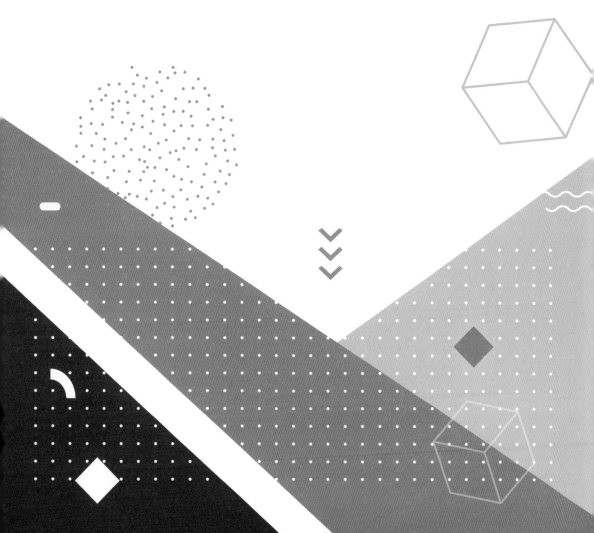

第五章 外科醫師不告訴你的第三件事：
背部手術浮濫，常非必要

　　雖然疼痛難熬，但病人與家屬是理性的，對於開刀一事他們的問題很簡單：「真的需要開刀嗎？」「開刀會好嗎？」第一個疑問是關於醫師會不會誇大，不用開刀卻鼓勵病人開刀？第二個疑問是關於效果，手術會不會沒好甚至更壞？這兩個問題都很簡單但你卻無法從醫師或網路得到正確訊息，想知道內情您一定得讀我這本書。我先談第一個疑問，第二個疑問則在本書 7.8.9 三章討論。

　　是不是要開刀？醫師有沒有濫開刀？可先從手術數量來看，手術量過多通常代表手術浮濫。這 20 年來全世界的脊椎手術量不斷攀升，在美國更高到嚇人地步。許多專家懷疑有濫開刀的嫌疑，但怎麼知道外科醫師有沒有浮濫開刀呢？統計學家常用的方法為找出「異常值」（outlier）。作法上是比較年度、地區的開刀數量看是否有明顯差異？也可比較背部手術與其他手術數量的差異，就可看出個端倪。

◇ 5.1 美國人先天脊椎有問題？

　　首先要瞭解脊椎手術的種類，簡單來分有「減壓手術」與「融合手術」。前者有「椎間盤切除術」、「椎弓切除術」（有人稱為椎板切除術），就是挖除椎間盤突出或切開椎弓疏壓；後者有「簡單椎體融合術」與「複雜椎體融合術」，是將兩個以上的椎體利用螺絲固定，超過 3 節稱為「複雜融合手術」。以上手術還再區分為

傳統手術與使用內視鏡的迷你（微創）手術。除外還有治療脊椎壓迫性骨折如注射骨泥的「椎體成形術」。

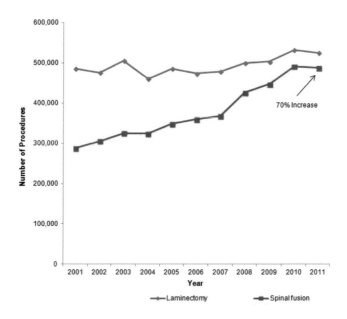

圖 12：美國一年椎板切除手術約 50 萬件，而融合手術成長到 46.5 萬件，加起來約 100 萬件（Weiss AJ, 2014）

在美國，脊椎手術成長速度嚇人，一年已經到 100 萬件。（Weinstein JN,2006-1）（Deyo RA, 2005-1）（Deyo RA, 2009）（Deyo RA, 2010）其中昂貴的「脊椎融合手術」成長最多，美國政府統計 1993 年只有 6 萬件，到 2011 年已增加到 46.5 萬件，成長 8 倍。而手術費用從一件 2.4 萬美元上升到 10 萬元，貴了 4 倍。（AHRQ, 2013）

數量價格同步躍升，使得脊椎融合手術在 2011 年就花費 468 億美元。（AHRQ, 2013）只有一項脊椎手術就花掉台幣 1.4 兆，比台灣

健保總金額還多 1 倍。這是因為美國人的脊椎先天就有問題嗎？還是過於浮濫？

是否有濫開手術也可以看「地區差異」。手術量當然會因地區間的人口結構、職業、社經地位、及醫療資源而有差異，但差異不該不合理。有人研究只有美國新英格蘭 100 英哩內的小區域內，背部手術量差異就超過 10 倍，（Weinstein J, 2000）顯示部份地區有浮濫開刀。（Keller RB, 1993）因為專家研究指出絕大多數（90%）手術量差異都是醫師的醫療行為所造成。（Volinn E, 1992）

5.2 所有手術中脊椎手術是冠軍

除了比較手術量與地區差異外，比較不同科別手術的差異也可一窺堂奧。過去外科手術都是骨科，一般外科或心臟外科稱冠。然而脊椎手術急起直追後來居上。到 2008 年，「脊椎手術」數量竟然成為手術冠軍。（Rajaee SS, 2012）

可見無論從每年成長數，地區差異、及不同手術間的比較都一致顯示脊椎手術浮濫。手術費用加上其他費用，使得美國背痛醫療費用在 2005 年已爬升到 860 億美元，與死亡人數最多的癌症醫療費用相近，真是不可思議。

花那麼多錢問題就解決了嗎？好像沒有，許多研究指出問題反而還更嚴重。（Martin BI, 2008）（Lauran Neergaard,2010）包括英國德國加拿大等先進國家的背部手術都比美國低很多，但背部健康卻沒有差別。以澳洲為例，美國平均手術數量多澳洲人 20 倍，背痛門診也多 3 倍，但研究卻發現兩國背部健康程度沒有差別。（Malhotra R, 2008）這簡直是打美國醫師一巴掌，但也看得出來美國許多刀白開，錢白花了。

5.3 浮濫開刀超過一半

　　雖然如此,數量研究頂多是間接證據。由於每個個案情況不同及醫師的醫療自主權,要說醫師到底「有沒有濫開刀?」並不容易。因此美國華盛頓郵報在 2013 年決定做濫開背部手術的特別報導前,記者先去請教多位專家「何種病人才需要開複雜脊椎手術?」這些專家都是德高望重醫學中心的脊椎外科醫師,他們一致認為:「沒有畸形或脊椎不穩定的脊椎狹窄、椎間盤突出或椎間盤退化病患,不必做脊椎融合手術。」

　　依照此標準,華盛頓郵報記者渥瑞斯基仔細分析佛羅里達州的背部手術資料,發現有一半以上的脊椎融合手術是過度或不需要的。郵報特別報導一位佛羅里州「黛通娜海濱醫院」的名醫魏納思,他開的脊椎手術特多,幾乎平常一天開 3-4 台刀,僅手術部份一年就賺進 190 萬美元。美國一家獨立的全醫稽核機構(AllMed)聘請其他神經外科專家對他的案件進行稽徵,抽查 10 個他做的脊椎手術,發現高達 9 個不符合此種手術的要件。

　　加上其他研究,渥瑞斯基認為 2011 年美國所做的 46.5 萬件脊椎融合手術,頂多只有一半有正當性,其餘都是不該做的。（Peter Whoriskey, 2013）也就是說,他認為美國至少有一半的脊椎融合手術是浮濫開刀。史丹佛大學脊椎外科主任卡拉吉醫師說:「一種手術要價 2 萬,一種要價 8 萬,而對於多數病人卻沒有證據顯示使用昂貴手術是適當的。」「一半以上的複雜手術是開在簡單的脊椎狹窄病人身上,這些人只要簡單減壓手術就夠了。」卡拉吉的意思很清楚,就是一半以上的複雜融合手術都是不必要的手術。（Carragee EJ, 2010）

浮濫手術使得許多企業與個人損失嚴重。美國密西根大學教授比克馬亞研究指出「美國不需要的手術一年至少浪費 1500 億美元。」（Peter Waldman，2010）英國前任健康局局長凱歐吉也指出「英國有 15% 的不需要手術，每年浪費 18 億英磅而且傷害病人。」（Robert Mendick, 2015）有人研究美國 500 大企業，發現不必要的員工背部手術一年有 1.3 萬件，損失超過 15 億美元。（Business Wire, 2008）

5.4 我切切切　我釘釘釘

美國哥倫比亞廣播公司 CBS 接著繼續扒糞。2014 年做了一篇專門報導，報導許多醫師濫開脊椎複雜手術，記者們事先花了半年的時間做了極仔細的功課，調查個別脊椎醫師的手術量與全國地區手術量，並公告於網站，讓病人可以上網去瞭解自己醫師開刀的數量，是否超過合理平均數。

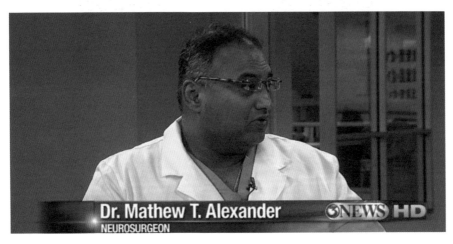

圖 13：喜歡濫開複雜融合脊椎的醫師亞歷山大馬修

　　報導不客氣的公佈了幾位濫開刀的醫師名字、相片與豐功偉業。比如說德州一位醫師叫亞歷山大馬修，他被聯邦醫療保險點名做記號，因為他手中超過 4 節脊椎融合手術的個案就有 97 個。

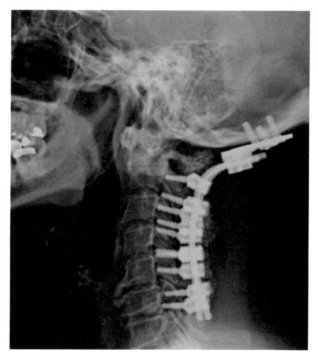

圖 14：被馬修亞歷山大醫師將頸椎全部固定的美髮師病人凱絲（CBS, 2014）

　　她有一位病人名叫金柏莉凱絲，是位美髮師，因脖子疼痛來找他，他竟然做了一個嚇人的頸椎固定手術，打了 10 多根釘子，將所有頸椎，甚至頭蓋骨都釘死。凱絲術後連低頭抬頭轉頭都沒有辦法，疼痛不堪，從此無法工作。（CBS, 2014）

　　另一位被點名的是田納西州納許維爾「百年紀念」醫院的大衛馬考德醫師，他許多刀數量全國第一。他重複做最多的手術是「360度融合手術」，此種手術需要兩位醫師同時進行，一位從肚子進去，一位從背部進去，將脊椎採兩面 360 度包圍固定。做完病人問題重重，糾紛不斷。舉例來說一位接受「360 度融合手術」女病人叫芭芭拉史密斯，他先替她做一個三節的脊椎融合手術。術後芭芭拉疼痛更加劇烈，他又為她再進行一次 360 度融合手術。結果慘了，她不僅沒好反而百倍痛苦，行動困難。由於濫刀，2012 年馬考德醫師被禁止手術。

　　哥倫比亞廣播公司 CBS 此篇報導引起輿論熱烈迴響，還引發國會與司法單位的行動，聯邦調查局、美國司法部、衛生福利部及多州醫師公會都使用 CBS 的資料進行浮濫開刀醫師的調查。（Ben Eisle, 2014）

⬡ 5.5 為什麼脊椎手術會浮濫？

　　美國一年花費在背痛 860 億美元相當於台幣 2.6 兆，比台灣一整年政府總預算還多。為什麼花那麼多錢？追根究底在於脊椎手術過於浮濫！開太多刀了，該開的開，不該開的也開。

　　醫師吃飽撐著亂開刀啊？當然不是，萬法歸一，「科技始終來自人性」，什麼人性？利己！美國背痛手術的利潤太甜美，2007 年美國脊椎減壓手術平均費用是 2.4 萬美元，此價格已經很高了，但複雜的脊椎手術卻高達 8 萬美元。（Deyo RA, 2010）而 8 萬只是醫院費用，還要再加上醫師費用、藥物費用、影像費用及其他檢驗費用，今天全部費用飆升到 10-15 萬美元。一個脊椎融合手術醫師的手術費用就可拿到 2-4 萬美元。

　　你會問是因為手術很累，時間很長嗎？沒有！統計才兩個多小時。（Whang PG, 2008）好賺吧？難怪美國神經外科醫師的平均年所得高達 80.6 萬美元，超過其他專科醫師多多。（Peter Waldman, 2010）

　　原來背痛花費如此多的原因有二，一是脊椎手術越做越多，原來只需內科保守治療的病人被轉移去做手術了；二是複雜的脊椎手術越做越多，原來只需簡單手術的病人被轉移去做昂貴複雜的手術。

　　所以外科醫師不告訴你的第三件事是「脊椎手術利潤極高，可以從開刀賺到很多錢。這使得手術浮濫，醫師不去考慮開刀之外對你有利的治療方法。」

第六章 外科醫師不告訴你的第四件事：
廠商常勾結醫師做不必要的手術

　　上一章提到濫開刀是因為手術利潤高。但其實不僅如此，還有小三在旁興風做浪，小三就是醫療器材廠商。小三可是美豔溫柔很難坐懷不亂，史丹佛大學醫學院脊椎外科主任卡拉吉醫師就說：「器材廠商的酬佣是難抗拒的誘惑，他們能改變醫師去做有利益的手術，從人性角度，醫師很難堅守立場。」（Peter Waldman, 2010）

◇ 6.1 廠商佣金有夠誘人

　　2010 年華爾街日報有一篇濫開背部手術的報導，故事是這樣的：肯塔基州路易維爾的「諾頓醫院」只是一間地區小醫院，但承辦的 65 歲以上老人聯邦醫療保險（Medicare），在 2004-2008 年期間的脊椎融合手術數量竟然全美第三，此事令保險機構啟動調查。

　　醫院五位醫師在此期間開了 2475 台刀。其中確定濫開的手術約占四分之一。所謂濫開就是未遵照此種手術的要件，比如只有疼痛沒有其他問題就開刀。但更費人猜疑的是美國有名的脊椎器材廠商「美敦力」（Medtronic's）在 2010 年給五位醫師超過 700 萬美金。記者拼命追問美敦力為什麼給醫師錢？醫師與廠商都拒絕回答。雖然廠商給醫師的錢名目上稱為版稅或顧問費，但都不是事實，懷疑是使用器材的回扣。（John Carreyrou, 2010）

　　記者另外調查其他醫院的情況，發現拼命開刀的醫師都與廠商密切往來。像賓州湯瑪士傑佛遜大學醫院的維卡羅醫師就與 28 家廠

商有財務關係。僅 2009 年他就從多家器材廠商獲得 41-203 萬的版稅及 17-67 萬的顧問費。美敦力公司在 2010 年付給他「版稅」125 萬美元，加起來他一年從廠商獲得數百萬美金。（John Carreyrou, 2010）

報導指出某些外科醫師拼命手術兩頭賺，不僅賺高額手術費，也賺到器材公司的大筆佣金。像這種個案很多，廠商收買醫院名醫，因為他們手術量大而且有影響力。再舉個例子，田納西州曼菲斯衛理公會大學醫院的凱文佛利醫師，他被一位手術失敗病人控告沒有揭露他與廠商的利益關係。法院審理時發現美敦力公司在 2001-2006 年五年間就付給他 2700 萬美金元，而僅 2010 一年就給 1300 萬美金。

⬡ 6.2 醫師常被廠商收買

如果你以為這是少數外科名醫才有的特權，那你就錯了，醫商合作現象十分普遍。「北美脊椎醫學會」有一次年會時要求 250 位脊椎外科醫師誠實揭露他們與廠商的關係，結果多數醫師都申報他們一年獲得廠商數以千、萬的顧問費、版稅等金錢，而且許多還有私人投資關係。（John Carreyrou, 2010）

透過這種「醫商合作」關係，廠商得以大量出售脊椎器材，將一根成本才幾塊錢的骨釘賣到一千美元，使得每台脊椎融合手術，僅材料費用就超過 1.2 萬美元。（Peter Whoriskey, 2013）美敦力公司是龍頭，主宰全球脊椎植入器一年 120 億美元的市場超過一半。這些公司成功的關鍵似乎都在十分慷慨，願意與使用他們器材的醫師共享利潤。（John Carreyrou, 2010）（AllMed，2014）

◇ 6.3 器材廠商無所不為

這些只是冰山一角，廠商還有許多手段來攏絡醫師。根據華盛頓郵報報導，除了給顧問費、版稅外，還有鄉村俱樂部白金會員卡、豪華郵輪旅遊、公司信用卡，性招待甚至一次給十年的顧問費，不一而足。但我們怎能夠知道這些黑幕呢？主要來自公司內部的「吹哨者」。

愛米凱莉就是吹哨者，她原是美敦力公司法務部律師，2002年她出面指控美敦力不法賄賂 100 位以上醫師來不法濫用美敦力器材，她並提供十位醫師名冊與受賄事實給法院。如加州大學洛杉磯分校的王傑利就是被點名的醫師、罪證包括拿回扣 18.6 萬、接受性招待。此案證據確鑿，2006 年美敦力在法庭認罪，坦承給醫師回扣並接受四千萬美元的罰款。（Toni Gerber Hope）（David Armstrong, 2008）

事實上透過回扣做生意的不僅是脊椎手術，幾乎有使用器材的廠商都這樣幹。2007 年就有一件大案，美國五家骨科器材大廠商同時因為「期約回扣醫師」被美國法院起訴，最後廠商認罪，乖乖繳巨額罰款 3.11 億美元。心臟科使用的心臟支架也是如此，給醫師回扣來做生意被法院賠 2200 萬。（Maggie Mahar, 2010）

調查骨科器材案的檢察官指責這些收回扣的醫師說：「這些廠商例行的給使用他們產品的醫師金錢，觸犯『反回扣』法律。調查發現許多醫師以他們可以賺多少錢做為手術決策的前提，採用喊價最高的廠商器材並拿回扣。人們本以為醫師會以病人的最大利益為考量，但事實是醫師以他們『銀行存款』做為最重要考量。」（United States Department of Justice News，2007）

　　台灣是不是也如此？我不清楚，但我們看看發生的案例。台北某公立醫院骨科 o 姓醫師在病人身上使用某牌「椎間融合器」，而販賣器材的廠商則論件計酬給林 800 萬元酬佣，被檢調起訴並限制出境。（自由時報 20100304）某榮總也發生同樣的案子，內科 o 姓醫師與 o 姓醫師也涉嫌受賄於某廠商。（蘋果日報，20130123）雲林某公立醫院一群醫師也與廠商合作打骨泥時謊報為進口品，每隻病人買 4 萬，廠商則給予 1.5 萬回扣。檢察官嚴斥：「以不法手段累積財富，成本轉嫁患者，還不自省」，分別依詐欺、背信等罪嫌起訴。（自由時報 20111214）

　　其它像高雄某市立醫院的 o 姓醫師涉嫌抽取關節玻尿酸廠商的回扣被起訴（蘋果日報 20160722）；國軍臺中某醫院骨科 o 姓醫師從關節墊片廠商收取不法回扣 400 多萬（自由時報 20161021）。曾任署立醫院 o 姓院長也是神經外科醫師，因收受廠商 600 萬被判 3.5 年徒刑定讞。他曾說：「醫師收取藥商、儀器商好處與回扣是「醫界傳統」，看老師、老師的老師都這樣做，從踏進醫院第一天就處在這樣的誘惑環境不自覺沉淪，.. 醫師與廠商的利益共生關係由來已久…」（中時電子報 20121126）

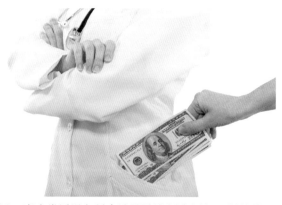

圖 15：廠商常透過各種方法賄賂醫師來增加器材的使用

❖ 6.4 醫院也瘋狂？

為了脊椎手術的龐大利益，腐化的不只是醫師，還包括醫院。
2014 年美國聯邦調查局破獲加州長堤太平洋醫院的詐欺集團。負責
人麥可卓伯特透過「轉介回扣」詐騙政府與保險機構超過 5 億美元。
故事是這樣，1998-2013 年期間，卓伯特透過回扣請醫師及整脊醫
師轉介病人到醫院手術。回扣極高，腰椎融合手術 1.5 萬美元、頸
椎融合手術 1.2 萬美元。並成立幽靈公司向保險機構謊報脊椎器材
價格。被起訴的除卓伯特外，還有 2 位外科醫師、2 位脊椎醫師及
一位參議員。（U.S. Attorneys Office, 2014）

美國國會實在看不下去了，五位財委會的參議員在 2011 年聯
合要求衛生福利部的「首席調查官」進行調查。調查什麼呢？ 我們
上面提到器材公司給醫師版稅或顧問費，常是透過一種新型的商業
模式稱為「醫師自營經銷商」。（physician-owned distributor, POD）

什麼是「醫師自營經銷商」呢？它其實是一種變相的醫療器
材直銷體系。器材廠商請醫師成立公司扮演「經銷商」，再將這些
器材賣給自己的醫院，然後自己又在醫院開刀將這些器材使用到病
人身上。國會要求調查此種商業模式是否有利益衝突並導致濫開手
術？（Physician Owned Distributors 2011）

❖ 6.5 外科醫師業務員

2013 年衛生福利部的調查官寫了一份「詐欺警訊」，指出所有
醫院購買器材有 20% 是來自「醫師自營經銷商」；器材如果來自「醫
師自營經銷商」，那醫院的脊椎手術量在就比其它醫院多 3 倍；「醫

師自營經銷商」賣的脊椎器材也比其他地方買得貴很多。結論是：
「醫師自營經銷商」會鼓勵外科醫師濫開手術。（OIG, 2013）

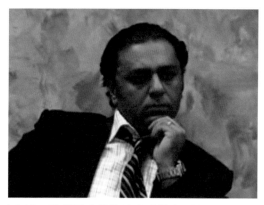

圖 16：被美國底特律地方法院起訴的外科醫師
沙畢阿里（Modern Healthcare, 2014）

同時，司法部也介入調查「醫師自營經銷商」特別嚴重的地區如美國加州及猶他州。2014年底特律地方法院起訴「醫師自營經銷商」沙畢阿里醫師，他被控隱瞞他得自雁博（Apex）器材廠商的所得，並因私利濫開手術傷害病患，也被

控利用職務向政府及保險機構不法申報 1100 萬。調查指出他只投資雁博公司五千元，從此卻自公司每月獲得 3 萬元的報酬。（Modern Healthcare, 2014）

　　美國哥倫比亞廣播公司（CBS）早安節目在一篇「外科醫師業務員？醫師從他們放入病人的器材謀利」報導阿里的故事。說他加入「醫師自營經銷」後手術量增加三成四，獲取 33 萬回扣。他有一位病人叫莉蓮卡貝克，是位糖尿病的 68 歲肥胖婦女。她去看阿里，阿里沒做任何檢查就說需手術，開了 4 節脊椎融合手術後嚴重感染休克，半年後死亡。由於濫開刀，阿里有 28 件正在進行中的醫療官司。（CBS News, 2013）

　　阿里後來認罪被判 11 年。他承認雁博公司是依據手術的數量、複雜度及使用的脊椎器材量來付給外科醫師佣金。為了獲得投資雁

博，他也坦承極力說服醫院購買雅博器材，並使用在他的病人身上。
（Detroit Free Press, 2015）

　　可見白花花的銀子不是白送的，阿里證詞指出廠商是依照醫師使用器材數量來計算佣金，這不就是法律上「對價關係」嗎？美國醫療倫理學會的兩位理事，也是神經外科醫師的李得豪斯與羅森告訴記者：「這些過份的醫師，可能只要多用器材就可以每年多賺 50 萬。醫師不該是商人！」（CBS News, 2013）但事實上他們是醫師也是商人。

6.6 大學也瘋狂

　　加州大學洛杉磯分校脊椎中心的王傑利是被美敦力離職律師愛米凱莉點名的受賄醫師之一。王本人堅決否認，耐人尋味的是學校與醫院也與他同一陣線，而且還擢升他為脊椎中心主任。說他們是「共犯結構」或許太過份，但事實上學校與醫院絕對是「利益共同體」，學校需要廠商的資助與捐款，更需要醫師大量開利潤高的手術為學校醫院賺錢。

　　像上一章提到濫開脊椎有名的佛羅里州黛通娜海濱醫院，他們只有從魏納思醫師一人的濫開刀一年就多賺進 200 萬美元。這家醫院給予外科醫師的分紅與直銷商幾乎完全一樣，醫師的超額業績獎金完全看他的開刀數量。另外像本章提到的諾頓醫院或瑪士傑佛遜大學醫院，透過醫師的拼命開刀，每年都可多賺進數千萬。（John Carreyrou, 2010）可見醫院，學校與醫師的利益一致。

　　或許有人要為戴著光環的大學打抱不平，那我再舉個案例。羅伯佩多維茲醫師在 2009 年被加州大學洛杉磯分校聘為骨科中心主

任。上任後他發現廠商與醫師勾結嚴重，因此對外表示關切，並指出某醫師接受廠商 25 萬美元的研究經費不當。結果學校反而怪罪他，解除他的主管職務。佩多維茲一氣下控告學校，結果在 2014 年學校賠償他一千萬美元來和解。（Chad Terhune, 2014）想一想，學校沒錯為什麼要賠償千萬美金呢？

◈ 6.7 研究也造假？

此共犯結構還包括造假來欺騙社會與當局。為了刊登在期刊上證明器材有效，廠商還會請醫師幫忙偽造不實資料假裝客觀研究。華爾街日報記者報導一位外科醫師柯古羅，他為美敦力的脊椎產品作了兩份研究，美敦力付他 80 萬。但後來出包被發現資料造假，連共同作者的簽名都是偽造的。（David Armstrong, 2009）所以賓州大學脊椎外科醫師維勒說：「利益動機一直浸蝕脊椎手術標準、鼓勵醫師過度手術及研究者做出有偏見的結論。」（Weiner BK, 2004）

可見美國脊椎融合手術一年會增加到 46 萬台，一台要價十多萬美元，花費成長 32 倍到 468 億美元（AHRQ, 2013），其實是廠商與不肖醫師、醫院、學校等系統性的腐化貪心造假的結果。這種勾結，導致政府、保險機構及個人財務損失巨大，擠壓其他醫療資源，結果使窮人更沒法接受需要的治療，而濫開刀結果則使無數病人後患無窮。

◈ 6.8 美國政府看不下去了

由於醫師濫開刀、拿回扣的醜聞不斷，2014 年美國國會終於下重手通過「醫師支付陽光法案」，要求所有醫師、教學醫院、及相

關廠商都要於 2015 年 6 月前公佈收受廠商「超過 10 美元以上」的金錢或其他如股票選擇權等等額以上的好處，強制主動去美國政府的「公開支付系統」（Open Payments Program）登記。非常嚴格，但是否能真正改善醫商勾結濫開刀的情況呢？我們等著瞧。

　　所以外科醫師不告訴你的第四件事是「廠商利誘醫師多開刀，醫院學校也鼓勵醫師多開刀，系統性的腐化與貪心使得脊椎手術越開越多，病人遭殃。」

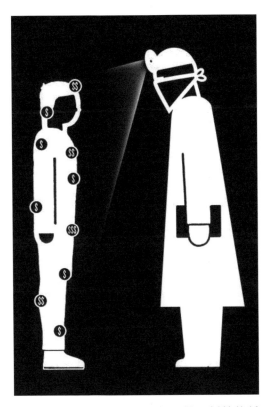

圖 17：醫療器材廠商的酬佣是難以抵抗的誘惑，能改變外科醫師去做對他們有好處的手術

第七章 外科醫師不告訴你的第五件事：
經過專家審核，手術可減少一半以上

從上面資料，我們知道由於脊椎手術利潤高加上廠商的誘因，使得許多醫師過度熱衷於開刀，造成脊椎手術數量不正常的上升。

哈佛大學醫學院教授哈茲辦德與庫克魯曼醫師在美國紐約時報投稿：「醫療照顧如何被腐化？」說：「當我們是病人時，我們要醫師站在我們個人最大利益給我們建議，醫師也能盡力做到這點。但是公眾不知道的金錢力量卻開始腐化醫療並破壞醫病的信任契約。」（New York Times 2014）

7.1 你遲早要開刀

醫療如果有明顯誘因，就會改變醫師的行為，為多賺錢，明知道病人不必開刀卻建議病人開刀，或只需開簡單的手術卻建議病人開複雜昂貴的手術。史丹佛大學脊椎外科主任尤金卡拉吉曾感嘆：「醫療器材廠商的酬佣是難以抵抗的誘惑，他們能改變醫師去做有利益的手術，站在人性角度，醫師很難堅定立場。」（Peter Waldman, 2010）沒錯，利益是磁鐵，可以讓子彈轉彎。

許多濫開刀醫師會自我安慰說：「反正病人遲早要開刀」或「多固定兩節免得再開刀」。這是藉口，像上一章我們提到的亞歷山大醫師將美髮師病人凱絲的頸椎全部固定的悲慘結果。濫開刀的問題很多，我在第九章再詳述。（Lurie JD, 2013）

　　無論是過高的手術費或廠商的回扣都是浮士德的誘惑，不僅產生利益衝突也製造「道德危機」。讓醫師關切私利高過病人利益，違背行醫初衷與醫師誓詞：「將憑良心和尊嚴從醫，以病人的健康為首要關切」。但是浮濫開刀不僅是違背道德、法律或破壞醫病信任，更嚴重的還是浮濫手術傷害病人。

7.2 資訊不對稱

　　上餐廳你拿到一張菜單自己點好通知服務生。但上醫院可不同，醫師不會問你想點「椎間板切除術」、「椎弓切除術」或「脊椎融合術」？附餐呢？想點骨泥還是骨釘？這些你都不懂也無從選擇，你只能完全信賴醫師會為你做最好的決策。如果醫師視病猶親，將你看做家人，那你就阿彌陀佛了。但你可能碰到只為自己荷包著想的醫師。

　　醫師懂你不懂，稱為「資訊不對稱」，利用這種權威的角色，醫師能夠影響病人接受開刀及開刀的種類，並在醫療「寡斷市場」創造需求。「發明疾病的人」與「無效醫療」兩書的作者德國尤格布雷希就指明某些醫療的確會創造需求，他舉的例子之一就是1990年後發明的脊椎融合器材，它改變了脊椎手術的生態也使得脊椎手術價量俱揚，但許多是無效甚至有害的治療。（朱樹勳, 2008）（AHRQ, 2013）

7.3 綏小碰上惡醫師

　　樹多必有枯枝，人多必有無知。碰上只是愛錢但技術高明的醫師，你運氣還算不錯；但綏小（台語是倒楣的意思），你可能碰上

貪財又拙劣的「兩光醫師」。美國最聲名狼藉的脊椎外科醫師可能是俄亥俄州的阿布巴卡杜蘭尼醫師，這位巴基斯坦籍醫師常恐嚇病人：「不開刀你會半身不遂。」他透過恐嚇欺騙病人、大量濫開刀詐騙政府保險賺得飽飽。後來被聯邦政府起訴，受害民眾聯合起來告他的司法案子超過 200 件。他卻逃竄回巴基斯坦了。被美國政府通緝，被媒體罵為「巴基斯坦屠夫」。執業的醫院後來被罰 410 萬。（FBI, 2012）

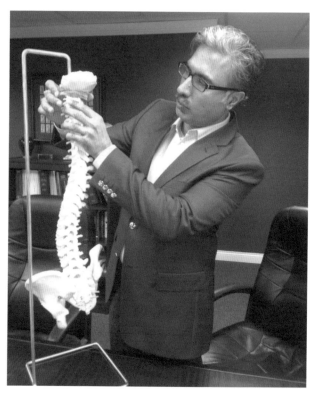

圖 18：阿布巴卡杜蘭尼醫師濫開刀被 200 位病人控告，逃離美國

洛杉磯時報報導一位神經外科醫師多納迪佛，他被五位病人控告還被學會吊扣執照，原來他手術不斷出紕漏，比如他連續割破好幾個病人脊椎硬膜導致脊髓液外漏與腦膜炎，還發生過開錯脊椎節等。最嚴重的一次是他開一位 42 歲婦女將脊髓上的疤痕組織當成是脊椎柱突出骨頭，監測儀一直發出警訊，助手提醒他，他卻置之不理，認為機器故障，一直剝一直剝，搞到病人大出血最後癱瘓。（Los Angeles Times, August 27 1992）

德州還有位神經外科醫師克里斯朵夫鄧許，誇稱自己是德州第一把交椅。但用藥酗酒生活糜爛，開刀粗糙草率隨便，竟然連續有 5 位病人都在手術中大出血，其中 3 位半身不遂，2 位死亡。連協助他手術的外科同事都看不下去，跑去醫院與醫師公會檢舉他亂搞不適任。後來他被吊銷執照並收押，被美國媒體謔稱為「連環殺手醫師」。（Saul Elbein, 2013）想想自己或家屬如果碰上這種醫師不緩死了？

7.4 手術可減少一半？

那病人要如何自保呢？紐約愛因斯坦大學神經外科主任南西愛普思坦醫師寫了一篇文章，題目是：「老年人的脊椎手術：有時過猶不及，有時毫無需要。」她發現許多老人被手術，但根本不該開刀，因為這些老人體弱多病，使得開刀風險遠超過手術利益。即使對於真正需要手術的病人，她也發現外科醫師在選擇手術種類時又過度選擇危險的複雜手術。（Epstein NE, 2011a）

但她到底是如何得到這結論呢？她的研究方法很簡單，就是與醫學中心的資深脊椎外科醫師合作，當被建議開刀的病人來找他們做第二專家諮詢時，謹慎評估其他外科醫師建議手術的條件與方法。

結果發現即使以最寬鬆的標準，根本不需要的手術就超過 17%，如果使用更嚴格的標準，那不需要的手術的更多。最常見的原因是病人只有疼痛沒有神經症狀，就叫病人開刀；其次原因則是不考慮病人的年齡與共病是否符合接受手術的條件。（Epstein NE 2011b）

2012 年，美國康乃爾大學威爾醫學中心嘉馬許醫師也用同樣方法來評估其他外科醫師建議手術的病人，發現不需開刀比例為45%。（Gamache FW.2012）

愛普思坦醫師在 2013 年又進行一次更細膩但類似設計的研究，這次第二專家認為不當的手術建議高達 94%，其中完全沒必要開刀的有 61%，手術方法建議錯誤的有 33%，竟然只有 12% 開刀的建議與手術方法是適當的。（Epstein NE, 2013）

可見如果透過第二專家意見，不需要開刀的病人可以大大的降低，複雜危險的手術也可以減少。如果更嚴格要求外科醫師將手術理由及詳細資料事先送給獨立的審核委員會審查，脊椎手術更可以下降 75%。（Portnoy HD, 2011）

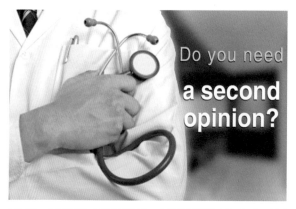

圖 19：透過第二專家意見，不需要開刀的病人可以
大大的降低，複雜危險的手術也可以減少

　　外科醫師可能會辯稱這是同行相妒，醫學中心醫師傲慢自大，自以為是，他們自己也沒好到那裡。嗯，這樣說也不無道理，我們在第六章提到的濫刀收賄案子，許多是醫學中心的大醫師。如果將醫學中心醫師建議開刀的案子也送給其他獨立單位審核，我猜也好不到那裡去。問題是：病人與家屬聽到有一半以上的手術是不必要的，而且各醫院醫師們意見左右，互相矛盾，彼此否定，病人或家屬的話該何去何從呢？但為什麼會這樣？美國波特諾醫師直言不諱的說：「會有那麼多不考慮病人利益的不需要手術只有三個原因：貪婪、輕率與愚蠢。」他還舉例說，一位外科醫師進行多次手術將一位病人的脊椎除了一節外全部融合固定，當別人質疑他的作法時，他回答：「病人自己想要開刀啊。」三種中，他認為貪婪的問題最為嚴重。（Portnoy HD, 2011）上面所提到的兩光醫師則是輕率愚蠢的例子。

7.5 臺灣是脊椎手術王國？

　　讀者一定會問我，你一直在說美國如何如何，那台灣呢？台灣的脊椎手術情況又如何？由於台灣幾乎沒有完全自費的開刀，所以所有手術資料健保局都有，但由於沒有全人口的研究發表，我也拿不到確切的數據。

　　我們依據一篇研究，發現僅健保局高屏分局 1998-2009 十年（1）融合手術（2）椎間盤切除術（3）減壓術等 3 種手術住院人數就有 263,667 位，平均一年有 26300 名。（魏善華 , 2009）台灣有六處分局，因此推算一年手術數量約為 15.6 萬。

　　美國平均一年減壓手術約 50 萬件而脊椎融合手術也 50 萬件加總約 100 萬件。2011 年美國人口為 3.1 億，台灣為 2300 萬，所以

脊椎手術量在美國是每十萬人口 150 個，在澳洲是 50 個，瑞典只有 40 個，英國更低。（Peter Whoriskey, 2013）。推算臺灣脊椎手術量平均則是十萬人 660 人，是美國的 4.4 倍，澳洲的 12 倍，真是世界第一！

在門診方面，台灣民眾一年看門診次數平均 12 次，也比美國多 3 倍。（天下雜誌 2011）其中看「椎間盤突出或下背痛」是外科疾病的第一名。醫療費用為門診前 10 名，達新台幣 117 億元（平均臺灣每年每一人花 5 千元看背痛）。（康健雜誌, 2013）統計台灣每 100 位門診病人有 18 位是背痛病人，而且持續成長，每年增加 8.6%。（魏善華, 2009）

由於健保統一訂價關係，台灣脊椎手術費用遠低於美國，但以台灣的國民所得或與其他手術比較也不便宜，健保給付部份脊椎融合術為 14.1 萬元，椎間盤切除術為 7.3 萬元，椎弓切除術為 8.3 萬元。（王重元, 2011）但如果使用較好器材，病家通常還得自付不少錢，幾萬到十幾萬元不等，算來不便宜。一般醫院給醫師的手術與自費分紅通常是二到四成，因此對於外科醫師還是有足夠的誘因去多開刀。

美國背部手術住院天數過去是 4.3 天，現在為 3.7 天。（Whang PG, 2008）台灣住院時間特別長，椎間盤切除術的平均住院天數為 10 天，脊椎融合術與椎弓切除術則是 13.5 天。（王重元, 2011）可見台灣背部手術的住院天數也是美國的 3-4 倍。

7.6 台灣的過度醫療及手術

　　台灣的脊椎手術是否過度？是否有許多不必要的手術？從手術量平均十萬人 660 人，是美國的 4 倍來看，絕對是有，但還需要更進一步資料來證實。長春月刊曾報導一篇「開刀前必做保命術，怕被開錯刀嗎？」提到台灣的醫療糾紛除了「開錯刀」，最嚴重的原因就是「可以不必開刀而開刀」，也就是濫開刀。（長春月刊 20110906）

　　天下雜誌曾做過一專集「過度醫療誰的錯？」指出台灣過度醫療的推手有三：第一是扭曲的健保總額制度，使得每家醫院都拼命衝營業量與自費醫療；第二是以業績計算醫師的薪資與獎金，許多醫院甚至沒有給醫師底薪，純粹以營業額的比例當醫師業績獎金，這使得內科醫師有明顯誘因多開藥與多做檢查，而外科醫師則是多開刀及多使用自費器材；第三是醫院、醫師與藥商、儀器商互相結合謀利的共生結構，如多開藥賺藥價差、多開手術賺器材佣金。（黃靖萱, 2011）仔細斟酌這三點，其實與美國十分相似，都是導致醫師為衝業績衝獎金而濫開刀的推手。

　　濫開刀的結果是病人受害。舉個例子，49 歲武術教練陳先生因背痛，到台中某醫院找外科 o 姓醫師，醫師診斷他是椎間盤突出，為他做腰椎融合手術，結果術後陳男出現下肢無力、嚴重疼痛。他認為是正常現象不理，病人持續痛苦所以天天到院長室陳情，到第十天院長指定另名醫師檢查才發現螺釘太靠近內側導致椎弓根破裂，且有大量血腫壓迫脊髓硬膜。雖緊急清除血腫、變更螺釘位置，但因神經壓迫太久，造成陳男下肢無力須靠輪椅代步及中度肢體障礙。陳男控告醫師「毀我人生」。（蘋果日報 20140813）

美國達特茅斯學院骨科主任米薩索艾醫師曾十分感嘆的說：「令人驚訝的是有那麼多證據顯示脊椎融合手術沒用，然而外科醫師仍然照開…. 原來當中唯一沒有獲利的只有病人一方。」（Peter Waldman ,2010）

所以外科醫師不告訴你的第五件事是「外科醫師與你的立場不同，他們彼此對於病人是否需要開刀意見也不一致，如果有嚴謹的客觀審核，許多病人根本不需要開刀。」

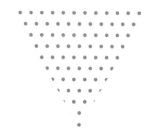

第四篇
術後問題知多少？

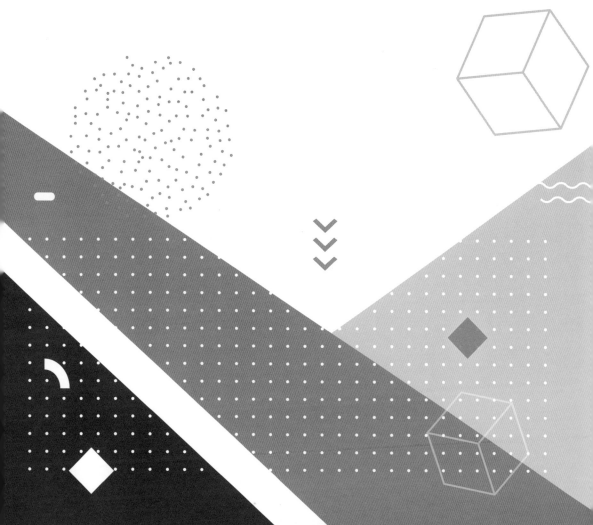

第八章 外科醫師不告訴你的第六件事：
　　　背部手術後併發症很多

　　病人或是因為急於解除疼痛而開刀，或是因為自覺病情嚴重而開刀，或是因為病情拖久沒進步而開刀。無論甚麼原因，下定決心上手術台，內心一定想著可以刀到病除，一勞永逸。然而躺上手術台其實也是賭一把，綏小碰到兩光醫師，勝算或許與賭羅盤差不多。但賭羅盤，最多輸到脫褲子，手術失敗卻可能痛苦一輩子。此章我們來討論脊椎手術後的問題。

　　脊椎手術與其他手術一樣，麻醉或手術的一般併發症都可能發生。像麻醉劑傷害、出血、傷口感染、尿道炎、疼痛等，嚴重的還有血栓、腦中風或全身感染如肺炎，甚至於休克、呼吸衰竭與死亡。我有位病人要開腰椎手術，上麻醉還沒開刀就心跳血壓都掉，兩位外科醫師與一位麻醉醫師拼命急救卻還是死了。

8.1 脊椎手術風險

　　現在台灣所有醫院為避免醫療糾紛，都都會要求病人在手術前在一張「脊椎手術說明同意書」上簽名：我們看看它的內容：

　　『沒有任何手術〈或醫療處置〉是完全沒有風險的，以下所列的風險已被認定，但是仍然可能有一些醫師無法預期的風險未列出：（1）一般手術及麻醉的風險：a. 肺臟可能會有一小部分塌陷失去功能，以致增加胸腔感染的機率，此時可能需要抗生素和呼吸治療。b. 腿部可能產生血管栓塞，並伴隨疼痛和腫脹。凝結之血塊可能會分散並進入肺臟，造成致命的危險，惟此種情況並不常見。c. 因心

臟承受壓力，可能造成心臟病發作，也可能造成中風。d.因手術造成的疼痛及壓力，可能造成腸胃道不適甚至出血。（2）脊椎手術的風險：a.脊椎手術之風險及規模均大於其他手術，醫事人員會盡力為病人進行治療和手術，但仍可能有意外，如：過敏、大量失血、休克、傷口感染、腦中風、心肌梗塞、血栓形成、肺栓塞、肝腎衰竭、消化道出血、下半身麻痺、大小便失禁、呼吸抑制、四肢癱瘓等，均無法完全避免。b.手術傷口的感染可能會發生，與病患體質及傷口處理皆有關聯。醫療機構與醫事人員會盡力為病人進行治療和手術，但是手術並非必然成功，仍可能發生意外，甚至因而造成死亡。』（成大雲林醫院「脊椎手術說明同意書」）

　　上述同意書下面還會有替代方案，簡單告訴你不開刀你可以吃藥、做復健、做運動等等，表示都告訴你啦，因此如果你選擇手術若出問題是你心甘情願的選擇。但復健運動吃藥要多久？效果如何？與外科手術相比優劣如何？沒人告訴你。在懵懂無知的情況下你也只好簽名同意，等於同意接受以上所有可能發生的可怕後遺症不得抗議。

8.2 每次脊椎手術有二點二個醫誤

　　然而只要是人就會犯錯，醫療是人的行為，無論多小心還是可能有錯，稱為「醫療錯誤」（簡稱醫誤），手術的醫誤最多也最嚴重。即使是醫學最進步的美國，一年因為「醫誤」損失的性命10萬人並浪費171億美元。（Van Den Bos, 2011）醫誤前三名是「壓瘡」、「術後感染」與「脊椎減壓手術後症候群」。後兩者都與手術有關，而第三名就是脊椎手術。在外科醫誤上最常見的就是「大腦與脊椎手術」，醫誤比例高達12%-88%，高出其他手術十倍。（Rolston JD, 2014）

　　平均每個脊椎手術會犯 2.2 個醫誤，分析原因有四分之一是由於醫師的技術，另四分之一是由於醫師的判斷與處理失誤，其他一半則是醫師外的原因如麻醉、護理、設備、延遲等等（例如在搬動病人時將病人摔落地）。（Rolston JD, 2014）可見脊椎手術風險高，即使你拜託到從不犯錯的神醫為你手術，還是有另外 50% 的參與者系統環節可能出差錯，更何況絕沒有零失球的神醫。想想我在上面提到的甘迺迪總統與老虎伍茲吧，你有能力請到更神的醫師嗎？但結果如何呢？事實是當你起心動念簽了手術同意書，排定開刀時間後，你就已經在手術賭局裏，風險無法預測而且不能完全避免。

　　在第六章我提到的美國王傑利醫師有 17 件醫療官司。他曾十分感嘆的說：「病人長期背痛對於手術有期望，但手術成果卻不一定，它可能不是醫師或病人的錯誤，而是因為我們對於神經沒有完全瞭解。」（Tom Kisken, 2012）一位被告律師指責他：「不懂 .. 你還敢開刀？」各位讀者，王傑利不是小醫師，可是鼎鼎大名加州大學洛杉磯分校 UCLA 的脊椎中心主任喔。

8.3 脊椎手術併發症

　　所以要手術，要有心理準備。許多人完全不清楚或低估了手術可能的風險，不知道背部手術後常是新一波考驗的開始。術後痛苦程度當然與你個人的體能、年齡，共病、醫師技術及手術種類有關，但脊椎手術需要全身麻醉，也就是要在你喉嚨插管麻醉，開刀也需插導尿管及點滴管。

　　而且背部手術與其他手術不同，不是平躺而是要趴臥。所以從恢復室醒來回病房後，你喉嚨與背部傷口一起疼痛，常無法平躺休息，大量的止痛劑加上類固醇會使得你身體肥腫（尤其是臉，因為

手術時臉趴著），頭昏不清，沒有胃口，而導尿管與點滴會維持幾天才會拔除，更讓你身體受限難展，只能在床上活動，多半無法入睡。

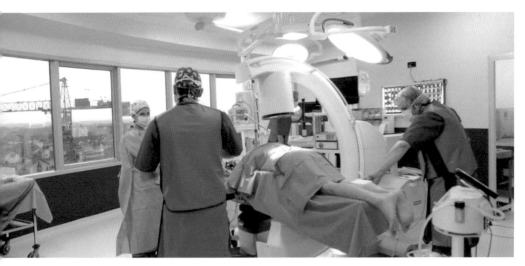

圖 20：脊椎手術準備與進行中，與一般手術不同病人必需趴著，出來後臉部常會水腫，手術時間越久風險越高

　　拆完線後，可能需要幾個月恢復期，病人仍然覺得傷口隱隱作痛，許多姿勢不舒服，需要穿護背，還需要服用止痛藥，可能產生胃痛潰瘍等問題。

　　手術「併發症」很常見，約 3 個就有一個，最常見的為「傷口感染」及「尿道感染」，嚴重的也有「肺炎」或「肺栓塞」。（Carreon LY, 2003）（McDonnell MF, 1996）嚴重併發症在減壓手術為 8%，在融合手術高到 20%。（Schoenfeld AJ, 2011）（Malter AD, 1998）（Nasser R, 2010）（Deyo RA, 1992）病人常因術後傷口感染，劇痛，血栓或感染而需再住院，「30 天內再住院率」是手術併發症的常用指標，此指標在腰椎手術

為 7%。（Wang MC, 2012）（Pugely AJ, 2014）與其它選擇性手術相比，背部手術的併發症較高（Schairer WW, 2014）（Rana G, 2016）

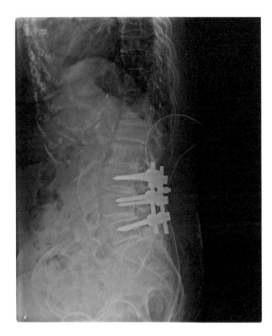

圖 21：三節的腰椎融合手術，可以看到有 6 隻骨釘固定，此種手術併發症比簡單減壓手術高很多

　　發燒畏寒的術後感染，絕非小事，而是細菌侵犯身體的現象，控制不了可能導致敗血症與死亡。舉個例子，52 歲的親民黨立委林惠官，他本是鐵路工人身體很強壯，但因為長期勞動，脖子酸痛到台北某醫院看外科 o 姓醫師，開刀 6 天後嚴重感染，隨即惡化昏迷休克，急送台大使用葉克膜後但仍不治死亡。（世界黃頁網 20090827）

◈ 8.4 那些人不適合開刀？

　　許多病人即使背痛嚴重也不適合開刀，因為可能的危險大於手術的利益。第一種人就是超過 75 歲的老人。65 歲以上老人是脊椎手術最多的族群，在美國超過三分之二的背部手術都是這些人，臺灣也差不多。但老人因為老衰與共病多，術後問題也多。脊椎手術的嚴重併發症（如腦中風、呼吸衰竭、肺炎）會上升 10 倍且死亡率增加 7 倍。（Li G, 2008）其它像感染率，平均住院天數，30 天內再住院率，再手術率，無法返家及失能比率都高很多。（Wang MC, 2012）（Carla, 2010）

　　除 75 歲以上老人外，控制不好的糖尿病人也是高危險族群。他們術後併發症比健康人高很多，一般人 20%，而糖尿病人高到 57%。如果是脊椎融合手術，植入物不癒合率非常高，比一般人多 5 倍，四個會就有一個不癒合。（Glassman SD, 2003）

　　肥胖病人手術失敗率也偏高，美國肥胖病人又忒多，台灣也越來越多，胖的人由於重力關係，脊椎問題特多，所以需要脊椎手術的人也多。但肥胖者經常罹犯許多慢性病，因此手術問題也多。研究發現與一般人比，肥胖者的脊椎手術開刀時間多 16 倍、流血多 29 倍、感染率多 2.3 倍、靜脈栓塞多 3.2 倍、再手術率多 1.4 倍、死亡率多 2.6 倍。（Jiang J, 2014）

　　另外「巴金森症」病人問題也多，這些病人開完刀常後續問題不斷，原因可能與骨頭品質及肌肉神經問題有關，常需要多次再手術，所以除非不得已，不要手術。（Babat LB, 2004）（Liu ZW, 2011）

可見老人、糖尿病、肥胖或「巴金森症」病人，要接受脊椎手術得十分慎重，衡量得失，盡量不開刀。其他患有嚴重疾病如心肌梗塞、心房顫動、腦梗塞、嚴重腎病、肝硬化、癌症、凝血異常、免疫問題及其他重大傷病，術前也得三四五思。

◇ 8.5 自願選擇手術與緊急手術

美國一年醫療訴訟案件超過 1.7 萬件，挨告榜首是神經外科醫師，每 10 個就有 2 個。（CBS news, 2016）台灣也是如此。我百思不解，後來終於想通了，原來是因為病家對於「手術風險的容忍度」是分等級的。

世界各國都將外科手術分成兩種：「緊急性手術」與「自願選擇性手術」。前者像顱內出血、槍傷、內臟出血等因為危害生命需要在 24 小時內緊急手術，術前因為沒有充分準備而且情況危急所以死亡率高病家較能接受。「自願選擇性手術」（elective surgery）指不危害生命但影響生活功能或品質情況的手術，如白內障手術、膝關節置換手術、剖腹產、整型手術等等。它又分成三級：（1）「急切級」：可以等 30 天內手術，（2）「次急級」：在 90 天內手術，（3）「一般級」：在一年內手術。（AIHW, 2013）

自願選擇性手術，由於有充分準備而且不開也不危及生命，所以病人與家屬對於死亡的容忍度就低。像產婦、攝護腺腫大、或隆乳拉皮病人手術死亡，家屬就難接受。除了脊椎外傷，背部手術屬於自願選擇性手術，因此背部手術死亡，病家無法接受而易產生醫療糾紛。

◈ 8.6 背部手術死亡知多少？

背部手術平均死亡率為千分之 2-4.5，老年人升高到 14。聽起來不高，但這可是自願選擇性手術，死亡不在家屬的預期。（McDonnell MF, 1996）（Schoenfeld AJ, 2011）（Li G, 2008）（Smith JS, 2012）我們簡單算算，美國一年有 100 萬件背部手術，推估一年有幾千件死亡個案，台灣一年有 16 萬件手術，也會有數百件死亡，這對於病家或醫師都是都是無法承受的結局。

舉例來說，2004 年台南某醫院 o 姓醫師為一位 86 歲有心臟病及糖尿病柯姓婦女做背部手術，術後因為血腫，一週後再開刀一次，但出院後一週即意識喪失心跳停止死亡。（蘋果日報 20041003）此事是否有醫療疏失有待司法調查，但媒體報導這位女士雖老卻是自己走路去醫院看牙科，剛好背也有點不舒服，所以順便去掛骨科，沒想到臨機一動卻斷送生命。

還有一位廖婦因罹患「頸椎韌帶鈣化」，拜託台中某醫院外科 o 姓醫師手術，但手術中即休克，16 天後死亡，死因是敗血性休克。家屬十分傷心怒告醫師。（蘋果日報 20150513）（中央社 2013 年 4 月 3 日）

術後嚴重感染死亡或許不是醫師的錯，但一定是某種「醫誤」。在前面我提到因手術後感染而死亡 52 歲的前立委林惠官也是脊椎手術後感染死亡的例子。（世界黃頁網 20090827）將心比心，病人雖然疼痛，但原本是活蹦亂跳的人，家屬誰能接受走進醫院卻抬入太平間，從此人世永別呢？所以醫師與病人兩方對於手術都必須十分慎重。

8.7 如何降低背部手術併發症？

術後有些病人埋怨說：「早知道就不開刀了」。人生的無奈就是無法早知道，更無法重來。手術越多併發症就越多，手術越複雜併發症就越嚴重，這道理簡單易懂。而脊椎手術的問題就在這裏，由於手術浮濫，不需手術的病人做手術，該簡單手術又做複雜手術，使得術後問題重重，星火燎原。當初躺上手術檯一勞永逸的想法，竟然變成醒不了的夢魘。

那要如何來降低手術的併發症與風險呢？ 2014 年美國獨立醫療審核機構「全醫健康管理機構」發表一篇「脊椎手術白皮書」，一針見血的說：

「多數對於外科品質改善的努力都著眼於提升技術，而少留意於手術是否合適及是否可用其他方法。因為任何手術的風險是無法完全避免的，如何降低不必要的手術是病人安全的重要議題，降低不必要的脊椎手術不僅能夠提升手術的成果，而且可以預防重大潛在的風險與併發症。」（AllMed，2014）

他們是真正的專家洞燭問題所在，那就是想降低手術併發症，不是僅在手術的技術或醫療流程上花功夫，根本的作法是要減少及根除不必要的背部手術。而不必要或過度的手術源頭也很簡單，那就是脊椎外科醫師的利益衝突。

可見醫師要避免手術失敗醫療糾紛的策略就是不要為私利開刀，慎選病人與手術方法，避免不必要與過度手術；而病人自保之道就是深入瞭解自己背部的問題是否需要手術？衡量手術的利弊得失，多請教幾位專家，術前先嘗試保守療法。（Glassman SD, 2003）

　　所以外科醫師不告訴你的第六件事就是「脊椎手術術後問題很多包括感染、出血、疼痛、肺炎甚至死亡，如果是老年、糖尿病、肥胖，巴金森病人或其他共病患者，情況會更嚴重。」

第九章 外科醫師不告訴你的第七件事：
　背部手術後有許多後遺症

雖然所有手術都有風險，但開腦與開脊椎風險最高，它的風險甚至高出其他手術十倍，因此所有醫師也以開腦與脊椎的神經外科醫師最常被告。（Rolston JD, 2014）因為人體脊椎非常複雜精密，醫師在這裏手術常像高空走鋼索，一不注意、運氣不佳或技遜一籌就可能發生危險，但與走鋼索者不同的是受傷墜落的不是自己而是病人。背部手術除了我們上一章提到的一般併發症，還有獨一無二的特殊後遺症，此章我們就來討論這些特殊後遺症。

9.1 下半身癱瘓

「半身不遂」是手術病人恐怖的夢魘。它發生的原因很多，從出血、腰薦神經叢傷害、「植入物錯位」到「馬尾症候群」不一而足，而且出現機率還不低。（Lykissas MG, 2014）我們先看美國一位 14 歲男孩愛德華貝柔英尼士，他因為脊柱側彎接受哥倫比亞大學醫院骨科名醫大衛羅伊手術，手術是使用 2 支鋼條與 10 支螺絲固定矯正。結果因為螺絲位置偏差導致男孩後來半身不遂及死亡。家屬告醫師，結果法院判賠天額數字美金 4560 萬。（Adams C, 2015）

同樣台灣也有一位 14 歲黃姓女孩接受台北某醫學中心 o 姓名醫手術矯正，最後也是半身不遂大小便失禁，告到法院第一審判決 o 輸，需賠 876 萬，二審卻逆轉判不需賠償定讞。（蘋果日報 20050302）

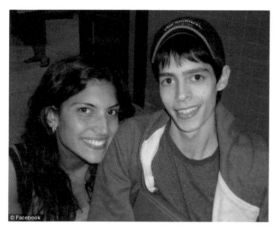

圖 22：14 歲男孩愛德華貝柔英尼士，因為脊柱側彎接受手術，結果半身不遂，22 歲死亡

再介紹一個半身不遂個案，病人吳男因車禍背痛至台北某醫院找 ○ 姓醫師，○ 替他做一腰椎固定手術。手術後病人右下肢萎縮、感覺喪失及垂足。病人到別處求診發現原來是腰椎第 5 節鋼釘錯位。最後法院判 ○ 姓醫師業務過失傷害成立判刑 6 個月。（臺灣臺北地方法院刑事判決 99 年）壹週刊也報導嘉義手術失敗的兩個案例，都是術後癱瘓無法行動，原因是植入物壓迫神經。（壹週刊 20150701）

◇ 9.2 要命的出血與血塊壓迫

脊椎前後都有許多血管，手術一不小心就可能傷害血管而出血，出血塊可能壓迫神經導致半身不遂。出血量如果太大還會導致休克、中風甚至死亡。德州神經外科醫師克里斯朵夫鄧許，他開的刀竟然有 5 位病人大出血，導致 3 位半身不遂，2 位出血後死亡，鄧許被媒體稱為「連環殺手醫師」。（Saul Elbein, 2013）

台中一位陳男因背痛到某醫院找外科 ○ 姓醫師手術，結果術後因「螺釘錯位」導致大量血腫壓迫神經，後再手術清除血腫、變更螺釘位置，但因神經壓迫太久，造成陳男下肢殘障。（蘋果日報 20140813）

　　年代新聞曾報導 o 姓醫師在台南手術時病人動脈破裂差點死亡。（年代新聞 20130123）另外一位丁先生在金門醫院接受 o 姓醫師開腰椎，導致動脈破裂大出血，醫師被判有罪賠 348 萬。（汪紹銘律師案例 50）

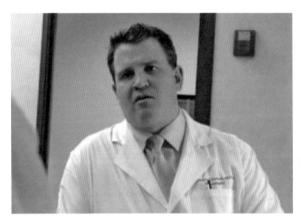

圖23：被美國媒體稱為「連環殺手醫師」的德州神經外科醫師克里斯朵夫鄧許 Christopher Duntsch 他開的病人都出事

9.3 痛死人的脊髓液外漏

　　工人修補馬路，難免偶而會挖破地下水管或電線；外科醫師拿刀進入脊髓附近作業，也可能戳到脊髓的保護層－「硬膜」導致破洞。脊椎硬膜內的「脊髓液」就會外漏，產生嚴重問題。

　　這種意外機會與手術種類與醫師技術有關，第一次手術為 1-17%，如果

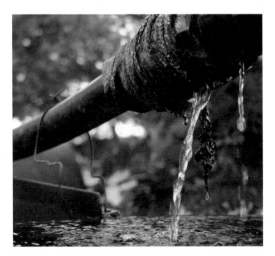

圖24：手術時如果將脊椎硬膜戳破，其內的脊髓液就會外漏，產生低腦壓頭痛等問題

曾手術過，由於硬膜可能纖維化或沾黏，再次手術此併發症會升高 3 倍。（Kalevski SK, 2010）（Epstein NE.2007）（Jones AA, 1989）（Guerin P, 2011）

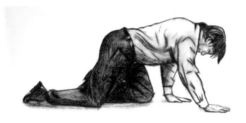

圖 25：脊髓液外漏，產生低腦壓頭痛時，病人無法站立只好匍匐前進或躺下

硬膜破裂時脊髓液外漏，會像車子引擎漏機油一樣。脊髓液包裹脊髓與大腦，不僅是保護脊髓及大腦的緩衝劑，也是維持腦壓的物質，外漏會使腦壓降低。「低腦壓」則會讓人頭重腳輕，無法站立，而且會產生一種十分特殊的畏光型劇烈頭痛。此種頭痛的特徵是站起來就頭痛，躺下來就不痛。嚴重時病人不敢站起來，因為一站就頭痛，只好匍匐前進或躺下。

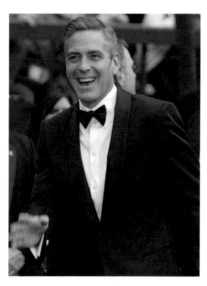

圖 26：影星喬治克隆尼因脊髓液外漏痛不欲生

2005 年，著名影星喬治克隆尼因為導演電影「諜對諜」背部受傷，脊髓液外漏導致嚴重頭痛而住院開刀，躺在床上 3 個禮拜，痛苦到想自殺。他說：「我躺在醫院以為中風了，我無法這樣活，活不了了..」，「手術有幫忙，但只是不那麼痛而已」。（Bates D, 2011）

如果在脊椎手術後 3-7 天內產生這種「站立性頭痛」，八九不離十是因為硬膜破裂與脊髓液外漏。除非在手術過程中發現馬上修補或破洞很小，一般不會自己好，需再

手術進行修補才會好。（Desai A, 2015）沒有修補還可能導致更嚴重的腦膜炎，神經根壓迫。（Kalevski SK, 2010）甚至產生顱內出血。（Khalatbari MR,2012）

由於所有硬膜扯破都是非預期的醫誤，所以常因而導致醫療糾紛，是脊椎手術後醫療訴訟原因的第二名。（Goodkin R, 1995）（Fox BA, 2006）

◇ 9.4 骨泥漏出來

脊椎外科醫師在處理脊椎壓迫性骨折或變型時會使用「人工骨泥」，透過皮下注射到椎體來強化支撐脊椎，此種手術稱為「椎體成型術」。

骨泥的好處是手術較簡單，麻醉後在「動態 X 光機」監看下注入骨泥撐開壓迫椎體。聽起來只是打針但其實技術不容易，需要醫師十分熟練且有高解析度的「動態 X 光機」，否則骨泥可能外漏到鄰近椎體神經，導致旁邊的脊椎反而壓迫性骨折。機率不低 4-5 位就有一位。（Lin EP, 2004）（Frankel BM, 2007）（Chen WJ, 2010）嚴重的注射位置偏差會壓迫神經或脊髓甚至導致癱瘓。

聯合報曾報導過三個打骨泥外漏導致癱瘓的嚴重案子。（聯合報 20050630）美國財富雜誌也曾報導一篇 5 個病人因骨泥流出而死於手術台的故事，財富記者十分氣憤將標題取為「壞到骨子裏，一則財富的恐怖醫療故事」。（Fortune Sep18 2012）

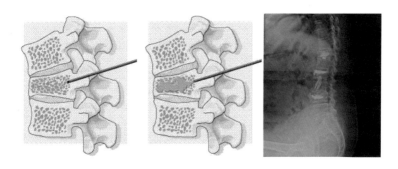

圖 27：打骨泥，不小心會導致嚴重副作用

9.5 術後脊椎纖維化

　　人體皮膚受傷後會進行修補癒合，修補不完全可能就變成傷疤甚至「蟹足腫」。手術後的背部組織也會進行修補，產生沾粘、結痂與發炎，修補過頭就產生「術後纖維化」。基本上它就是一種疤痕組織。即使是小傷口的「迷你微創手術」，也可能產生這種後遺症。

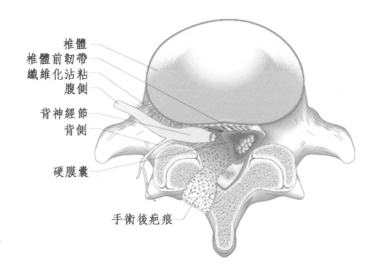

椎體
椎體前韌帶
纖維化沾粘
腹側
背神經節
背側
硬膜囊
手術後疤痕

圖 28：脊椎手術後沾粘與纖維化疤痕

　　可怕的是這種「術後纖維化」比率高到令人咋舌！核磁共振影像研究指出術後纖維化高達 88%。更令人不安的是幾乎所有新生的纖維粘黏，幾乎全部（96%）都在神經根旁邊，其中有 55% 逼近硬膜。雖然不一定馬上有症狀，但卻埋下一顆不定時炸彈。（el Barzouhi A, 2013）纖維化會讓術後神經根疼痛問題增加 3 倍以上。（Vogelsang JP, 1999）

　　病人原來因為神經根或硬膜壓迫來接受手術，但在手術後，卻送舊迎新，跑出新的術後疤痕組織又來壓迫神經根與硬膜，導致後來手術失敗，像場惡夢。（Ronnberg K, 2008）

9.6 手術旁脊椎出問題

　　脊椎融合手術還有一種特殊副作用：「手術鄰近脊椎節病變」。意思就是使用骨釘等固定椎節，被固定的椎體活動降低後，重力卻被轉移到鄰近椎節，因而造成鄰近椎體發生退化與症狀，就像隔壁蓋房子你家牆壁塌裂地基塌陷遭魚池之殃一樣。本來健康的鄰近脊椎在手術後反而受傷變形疼痛。

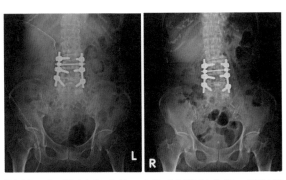

圖 29：左 2014 年 4 月，右為 2016 年 6 月，可以見到第二腰椎在術前原來正常，2 年後已經明顯退化，椎間盤也萎縮，此就是「手術鄰近脊椎節病變」

此種情況十分常見，它的發生率為 30% 到 80%。（Harrop JS, 2008）（Min JH, 2007）這些受影響的鄰近受傷椎體因為損壞，最後有 6% 需要再開刀。（Wai EK, 2006）

9.7 無法癒合的假關節

脊椎融合手術時會使用鋼釘等植入物，有時這些外來物無法與組織癒合。未癒合就像傷口沒好一樣，會導致疼痛，最後只好拿掉再做一次手術。此空隙從 X 光看起來很像是關節裂隙，所以也被稱為「假關節」。此種不癒合的比例不低，平均在 5-35%。（Berjano P, 2015）（Chun DS, 2015）

9.8 植入物斷裂與移位

在脊椎融合手術中必須使用螺絲、鋼條與鋼片，在體內有時會有斷裂現象，導致固定失敗而必須重新手術。另外植入物後也可能因為固定不夠好、身體排斥、疤痕組織等導致植入物移位、錯位或脫落。此種情況可能傷害周圍的肌肉神經組織，導致疼痛與神經症狀而必須再手術。（AllMed, 2014）

9.9 腦中風

2010 年美國 NBC 記者卡拉強納生寫了一篇報導題目是：「不必要且更危險的脊椎融合手術正上升中」，標題是：「研究指出手術增加腦中風機會卻沒有較多的好處」。文中指出醫師喜歡選擇昂貴的脊椎融合手術卻不選擇便宜簡單的減壓手術，使腦中風併發症增加 2.5 倍，死亡率高出 2 倍。（Carla K. Johnson. 2010）

　　手術住院中腦中風統計為千分之 2.2，也就是 1 萬次手術中 22 個。這數目多不多呢？推估臺灣一年的脊椎手術後產生 330 次中風事件。如果糖尿病人、心臟病人、洗腎病人及 80 歲以上老人還會高 2-3 倍。（Ohya, J, 2015）舉個例子，民視前董事長蔡同榮因為跌倒接受脊椎手術。術後發生小中風，健康急速退化，半年後發生嚴重中風而死亡。蔡原本十分健康每天運動，能跑五千公尺。（康健雜誌 2014.01.22）

◇ 9.10 其他嚴重的併發症

　　失明：背部手術後突然失明（俗稱眼中風），發生率約千分 0.2-2，由於病人是趴著開刀，開刀時間如果太長、出血過多或病人原有血管問題，眼壓上升會使得眼中風機會大幅提升。以前這種併發症最常見為心臟手術，現在卻是背部手術。但如果發生十分可怕，病人常永久失明。為了解除背痛，卻導致失明，病人與家屬都會發狂。以美國手術量一年 100 萬計算，推算失明一年 200 人左右。（Chang SH, 2005）（Grover VK, 2012）（Baig MN,2007）

　　舉個例子。美國費城一位病人布魯斯德瑞，他接受背痛手術，全身麻醉後趴著手術時間長達 9 小時，醒來後竟然失明了。醫師辯稱這是手術可能的後遺症，非醫師的錯誤。但官司還是輸，法院判賠 2180 萬美元。（David Bernard, 2015）另一個密蘇里州的案子也是一樣，手術時間 6 小時後出現低血壓，結果視神經也受傷而失明。（Dustin Lemmon, 2011）兩個病人一樣都有糖尿病。一般認為糖尿病人、手術時間過長與低血壓都會增加失明風險。

　　馬尾症候群：人的脊髓沒有脊椎長，只到第二腰椎，以下一直到尾椎都沒有脊髓只有神經叢，稱為「馬尾」。馬尾如果受傷會影

響控制膀胱和直腸的神經，產生大小便失禁，性功能障礙（不舉）及會陰胯下感覺異常等。並不常見，僅 0.002 % - 0.3 %。（McLaren AC,1986）（Podnar S, 2010）常因為脊椎液外漏或硬膜外血腫塊導致，卻是脊椎手術醫療訴訟最常見的原因。（Fox BA, 2006）

　　2012 年一位病人手術後因為大小便失禁與不舉而控告脊椎外科 ○ 姓醫師，病人氣憤到甚至租看板將自己包著尿布的照片公佈在醫院外面，叫大家不要迷信名醫。此案例就是典型術後馬尾症候群。（中天新聞 20120326）（蘋果日報，20120327）

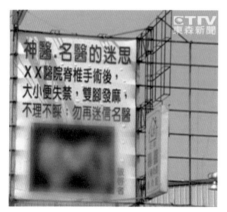

圖 30：術後如產生馬尾症候群常導致醫療糾紛，因為病人大小便失禁、不舉

另外一案是台北 ○○ 醫院 ○ 姓醫師為病人做微創內視鏡減壓手術，病人術後大小便失禁、會陰臀部無知覺，左臀到左趾麻木刺痛。後來證實是併發症「馬尾症候群」，雖再以傳統手術方法修補，仍無改善。法院判決賠償 200 萬元。（臺灣高等法院民事判決 98 年度醫上字第 32 號）（陳恆生，2012）

垂足：「垂足」指足無法上仰，垂足指足無法上仰，是由於坐骨神經一條分支「腓總神經」受傷的緣故，走路會成為奇怪的「跨步」。（Fox BA, 2006）我有一位女病人在手術後右腳即垂足，拖鞋一直掉地，所以她自己穿兩條繩子綁住，後來我每天都見到她，原來是來醫院做復健。兩三年了吧？但還是沒有改善。

　　複雜局部疼痛症候群：在本書引言我提到的 38 歲賴小姐就是術後得到「複雜局部疼痛症候群」（complex regional pain syndrome,CRPS），她在開過第 2 腰椎到薦椎的五節「複雜脊椎融合術」後，右腳日夜疼痛而且酸麻水腫一摸就就像被電到，慢慢腳還開始委萎縮。又去找一位名醫開刀，但也沒好，已經兩年多了，痛苦得自殺。這種除疼痛外還包含感覺異常（灼熱電刺激）、運動、自主神經失調（如溫度上升）及肌肉營養失調（萎縮）所以稱為「複雜局部疼痛症候群」，在脊椎手術後主要為脊椎旁神經根的交感神經叢受壓迫或受傷。全人口的發生率為 10 萬分之 26（陳亮曉，2013），在脊椎手術後的發生率為 10 萬分之 50。（Wolter T, 2012）由於此種疼痛是全面性的，除感覺系統還包括交感神經系統，所以非常不舒服，病人常十分沮喪憂鬱。

　　所以外科醫師不告訴你的第七件事是「背部手術後可能產生癱瘓、大出血、脊髓液外漏、不癒合假關節、鄰近椎節不穩定、植入物斷裂／移位、中風、馬尾症候群甚至失明等特殊嚴重的併發症。」

第十章 外科醫師不告訴你的第八件事：
背部手術常失敗而需要再開刀

　　除了上述種種的併發症外，還有一件讓病人與家屬抓狂的事，那就是「手術失敗」與「再手術」。「手術失敗」讓病人白挨刀，症狀沒解除因而需要「再手術」或因為手術併發症而需要再手術解決續發問題，都讓病人家屬噩夢重演，擔心受怕。而失敗原因就是我們一再提醒的：『背痛診斷不精確、脊椎結構複雜，手術容易出錯而出錯問題又嚴重』。所以紐約州立大學吉原博之醫師說：「脊椎手術是最困難達成理想臨床成果的手術之一。」（Yoshihara H, 2015）因此儘管醫學進步快速，但脊椎手術還是像高空走鋼索，失敗率比其它手術高很多，此章我們就來討論背部手術失敗與再手術。

10.1 手術失敗很常見

　　老虎伍茲高爾夫球世界排行第一很多年，財產超過 10 億美元。毫無疑問，他找最優秀的醫師幫他背部手術，但伍茲接受 3 次手術沒好，也葬送了他的高球生涯。（CNN Library, 2015）注意是三次，不是一次！再來看一個台灣的例子，黃小姐因為坐骨神經痛到某醫院接受腰椎手術，但數月後又開始疼痛。她到另一家醫院求診。醫師認為她腰椎不穩建議再手術，此次除了腰椎固定手術外還加裝椎間盤支架。沒想到第二次術後疼痛反而加劇，住院數週後又轉診到第三間醫院，醫師認為手術失敗再建議她做第三次手術。（黃盈誠, 2015）

　　這種一再手術在背部手術十分常見，原因當然是前一次手術失敗，所以醫界命名為「背部手術失敗症候群」（failed back

90

surgery syndrome），定義是「病人背部手術後一年仍沒有恢復、還持續有疼痛或活動功能障礙」。簡稱為「敗背症候群」（failed back syndrome）。症候群就是一大堆症狀的組合。

此名詞特別令人玩味，因為所有手術都可能失敗，但並沒有聽過「腹部手術失敗症候群」、「胸部手術失敗症候群」或「頭部手術失敗症候群」，為什麼？可能是因為背部手術失敗個案特別多，而失敗後的症狀又特別複雜難纏，所以才有此詞。

那到底「敗背症候群」知多少？眾家研究都一致指出背部手術後約有三分之一病人不滿意及四分之一的病人持續疼痛不適，這些人中 20-25% 病人需再次手術。（Porter RW. 1997）（Fritsch EW, 1996）（Chan CW, 2011）至於失敗比例要看手術種類及病人年齡，一般估計為 20% 但可高到 40%。（Thomson S. 2013）（Baber Z, 2016）（North RB, 1993）（Wilkinson H, 1991）有人仔細追蹤術後「椎間盤切除術」病人發現一年仍疼痛或失能為 22% 而 2 年為 26%（Parker SL, 2015）。如果是較複雜的「腰椎融合手術」失敗率高到 30-46%。（Rodrigues FF, 2006）可見「敗背症候群」很常見，平均約 20-25%，也就是約開 4-5 個病人就有一個失敗。

手術失敗病人由於疼痛失能仍在，心理壓力極大常會出現類似「創傷後症候群」的精神症狀如憂鬱、焦慮、暴躁、失眠或藥物濫用等。比例為 15%-20%，比一般人多 7 倍。（Long DM, 1991）（Deisseroth K, 2012）

其中最常見的問題還是「疼痛」，疼痛像關不掉的警報器轟轟作響時讓病人坐立不住、寢食難安、甚至痛不欲生。因此手術失敗病人多半都需要持續服用強烈麻醉止痛劑。（Yoshihara H, 2015）（Blumenthal S,2005）（Hallett A, 2007）（Zigler J, 2007）

　　那病人何時能知道他的手術失敗呢？其實很快，嚴重的情況從手術房回來就知道，我的一位病人才 30 出頭，開過刀第二天起連續 7 年沒法上床平躺，一躺就痛，直到再把螺絲取出。整體來說是術後 3-4 個月。像「脊椎狹窄」手術後半年就有六成又再麻痛；「椎間盤突出」手術也有三成在半年內又疼痛。也就是說，手術失敗，病人的痛苦很快又回鍋了。（Rodrigues FF, 2006）

　　而且所有的脊椎手術都可能失敗，手術越複雜失敗比例就越高，像腰椎融合手術為 30-46%，但即使是簡單減壓或微創手術也會失敗。（Rodrigues FF, 2006）微創椎間盤切除術與腰椎減壓手術的失敗比例也有 19-25%。（Eldabe S, 2012）（Chan CW, 2011）

◇ 10.2 為什麼手術會失敗？

　　但為什麼手術會失敗呢？研究指出一半是因為診斷不正確，也就是「誤診」；另一半是因為「處置不當」。（Romero-Vargas S, 2015）「處置不當」與「誤診」？沒錯，你沒聽錯！在前面我介紹過背痛診斷常不精確而核磁共振影像也不靠譜，所以外科醫師常會「誤診」。「處置不當」則是醫師的技術問題，比如做「椎板切除」時切除過多，導致脊椎失去正常彎度而持續疼痛；做「腰椎融合手術」時，過度矯正脊椎彎度以致於產生不癒合。（Assaker R, 2015）另外螺絲大小、角度，位置沒弄好或錯位也會導致病人疼痛，其他像出血、傷害硬膜等都會讓手術失敗。

　　從組織病理角度來看，手術失敗病人多數是因為術後產生「椎管狹窄」、「復發或殘留椎間盤突出」、「蜘蛛膜發炎」，「硬膜外纖維化」（Burton CV, 1981）或是因為融合手術部位的「椎間板疼痛」、

「假性關節」、或「關節不穩定」等。（Waguespack A, 2002）（Schofferman J, 2003）

　　總結來說，「敗背症候群」常見而且難處理。病人通常會再回去找開刀醫師，而醫師面對這些愁眉苦臉的病人也十分頭大。要醫師承認手術失敗很難，他們能找到 101 個理由解釋為何病人沒好，然後開強烈止痛劑給病人續服用或叫病人去做沒用的長期復健，以拖待變。（Yoshihara H, 2015）

　　如果真的沒效，只好請病人轉診或再開刀，聰明的醫師發明一新名詞稱為「修補手術」，聽起來較不可怕，其實就是再手術。但再手術能夠修補解決「敗背症候群」的問題嗎？

10.3 再來一次手術吧？

　　臺灣俗諺說「土水驚抓漏」，因為房子漏水與牆壁隙縫有關，而裂縫隱藏在牆內，土木工要精確抓到真正漏水處很難，因此也常處理不好。「敗背症候群」也是如此，病人像漏水屋一樣棘手。許多病人只好一再入廠修理。我門診病人裏開刀 2 次的很多，3 次的也不少，有一位阿巴桑甚至手術 6 次。有人追蹤 5 萬多位脊椎手術病人，發現在脊椎手術後 90 天內再手術機率為 4%，（Eliasberg CD, 2016）一年為 5%，（Brox JI, 2010）2 年增加到 20%，（Deyo RA, 2011）（Malter AD, 1998）更長期為 25%。可見中長期背部的再手術率約為 20-25%。（Brox JI, 2003）（Atlas SJ, 2005）（Martin BI, 2007-2）（Malter AD,1998）

　　手術如果失敗，有 60% 病人會接受第二次手術，有 28% 接受第三次手術，3% 第 4 次手術，3% 第 5 次手術。（Waguespack A, 2002）可見手術如果失敗幾乎九成以上病人都接受再手術，三分之一還超

過 3 次。但成功率會越來越低，進行第二次手術成功率只有 50%，之後越來越低，第三次 30%，第四次 15%，第五次只有 5%。（Chan CW, 2011）全部平均只有 35%。（Arts MP, 2012）也就是說六成五病人再手術都失敗。

為什麼成功率那麼低呢？真正的問題可能在於手術失敗原因不易確定，而再手術本身又增添組織的傷害。簡單來講，脊椎外科醫師如果沒辦法第一次就將你的背痛搞定，通常再手術效果不好，甚至越搞越糟，無法收拾。（Deyo RA, 2011）最後這些可憐病人被醫師視為『燙手山芋』，丟之猶恐不急。英國塔波醫師觀察道：「他們的處境最後變成內外科都不想管的無人地帶。」（Talbot L.2003）澳洲詹姆斯庫克大學艾達比醫師則描述他們說：「背部手術失敗症候群病人從外科開始漫遊到放射科、復健科、精神科最後到疼痛科。當到疼痛科時，他們通常沮喪、憤怒、可憐、絕望而且異常疼痛。」（Eldabe S, 2012）

10.4 新材料沒路用？

背部手術開那麼多但問題也那麼多，在醫學界可說是奇葩。這幾十年醫學突飛猛進，許多醫療科技不僅更有效而且更安全，但脊椎手術卻是例外。脊椎新材料如骨釘、骨泥等人工植體在 1993-1997 期間開始引入。但新器材雖然賣得好，外科醫師也拼命使用，但研究這些高貴植入器材手術成果，卻發現沒有證據證明比傳統方法更好。（Gibson JN, 2005）華盛頓大學馬丁教授發現病人使用新材料情況反而更壞，第一年的再手術率不僅沒有減少還增加四成。（Martin BI, 2007 Sep）仔細分析再手術的原因，超過六成都是因為放置的「人工植體」被身體排斥，無法與人體組織癒合導致持續發炎。（Deyo

RA, 2011）（Martin BI, 2007 -1）高科技材料的腰椎融合手術失敗率達 30-46% 更是簡單減壓手術的 2 倍。（Rodrigues FF, 2006）（Eldabe S, 2012）（Chan CW, 2011）專家甚至指出新材料只是炒作出來的『背痛手術泡沫』（Robaina-Padrón FJ, 2007）。

✦ 10.5 微創脊椎手術併發症較少？

　　讀了這些併發症，讀者會問那是不是該接受「微創（或迷你）脊椎手術」？此種手術標榜比傳統手術傷口小安全快速。真的這樣嗎？所謂微創（或迷你）手術其實就是使用內視鏡手術。其他部位的內視鏡手術或許真的能降低副作用，但脊椎手術不是這樣。美國有一聯合八個脊椎中心的大型研究，共有 240 名病人與傳統手術比較，發現微創手術併發症為 4.9% 而傳統手術只 4.2%；微創再手術率為 4.7% 而傳統只 2.3%，手術時間上微創也長過傳統手術，唯一的好處是流血與住院天數較少。（Regan JJ, 1999）再看一篇 2010 年系統回顧文章，作者發現再手術率、硬膜扯傷、脊髓液外漏、神經傷害與感染二者沒有差異，僅有流血量微創手術較少。（Fourney DR, 2010）

　　為什麼標榜傷口小、傷害少的微創手術沒有比傳統手術更有優勢呢？問題就在「傷口小」。各位還記得脊椎是大腦以下人體最精密的結構嗎？脊椎區可說處處地雷，將傷口縮小手術當然不易進行，而用內視鏡觀察到的區域很小，很可能就看不到旁邊的神經、血管、硬膜而誤蹈地雷。

　　密西根州包蒙特醫院的費許格蘭醫師在一場研習會上說：「我堅定的相信切開手術比起迷你手術有明顯優點，包括能適當解除神經壓迫，有足夠空間做局部骨頭移植，避免取骨的困難，及穩定的

固定脊椎。病人接受手術是為解除神經壓迫的痛苦，盡管在最屬害的迷你手術醫師手裏或許能夠開洞在脊椎一邊卻進行兩側的解壓，但迷你手術對於另一側的凹處及神經孔仍是大挑戰。對於有神經根症狀的病人，切開手術在技術上挑戰較少，有較大機會適當解壓。另一個戰略觀點是許多融合手術需要有足夠的椎間盤空間來準備與處理，而迷你手術經常空間窄小，只適合椎間盤切除，不適合脊椎融合手術。」（Reitman CA, 2013）

我在前面提到台北亞東醫院一位 o 姓醫師的官司，勸病人做「微創腰椎椎間盤切除」手術，結果病人後來大小便失禁、得到嚴重併發症「馬尾症候群」。被法院判決賠償 200 萬元。（臺灣高等法院民事判決 98 年度醫上字第 32 號）（陳恆生, 2012）

自由時報報導一位陳姓會計師背痛到 oo 醫院，醫師勸他接受脊椎微創手術，並告訴他「術後當天可下床，最壞狀況和動刀前相同」，術後卻下身癱瘓，憤而控告醫師重傷害。（自由時報 20110410）高爾夫球名將老虎伍茲，在 2014 年 4 月因為「椎間盤突出」接受三次微創手術，之後伍茲幾乎只能勉強走路，無法重返球場。（CNN Library, 2015）

可見微創手術只是傷口小，不見得就不會失敗或不會有嚴重併發症。我的看法很簡單，脊椎手術可不是美容手術，一不小心就會出差錯，醫師必須有良好視野與空間來操作並避開地雷，因此迷你手術似乎沒有需要，更可能陷病人於險境。

◇ 10.6 背痛手術是炒作出來的泡沫

可見對於背部手術，新材料新技術反而產生新問題。使用高貴植入物進行複雜脊椎融合手術並無足夠醫學證據證明比傳統方法更有用。（Gibson JN, 2005）這有夠弔詭，絕大多數外科醫師熱衷於新材料、新技術，民眾也相信越新越好，但結果卻是花大錢受罪買到酸檸檬，反而增加「敗背症候群」與再手術機會。美國達特茅斯學院骨科主任米薩索艾感慨的說：「令人驚訝的是有那麼多證據顯示脊椎融合手術沒用，然而外科醫師仍然照開…原來當中唯一沒有獲利的只有病人一方。」（Peter Waldman ,2010）

因此專家特別提醒醫師：「當我們分析脊椎手術的研究報告時，內心必須切記美國證券交易所呼籲的『背痛手術泡沫』。使用脊椎植入器與傳統療法比較，科學文獻並沒有證據顯示有明確的成本效益，也沒法顯示『脊椎融合手術』或『椎間盤置換術』比傳統治療更好。目前需要指出背痛與產業有關，而且有『背痛產業』。由於病人要求解決背痛問題使得脊椎手術市場不斷成長。.. 新的流行病學研究顯示脊椎融合手術必須被當成是一種沒有被證實或實驗性的治療背痛方法。」（Robaina-Padrón FJ, 2007）

哈，連「美國證券交易所」都看不下去出來警告投資人與病人。它的意思是說有人透過背部手術創造炒作『背痛產業』，使醫療器材公司如美敦力、雅博或新興公司等股票被炒到天高，投資人大量跟進，但這可能只是『背痛手術泡沫』，小心被套牢。

背部再手術常讓我想起古人說的「三折肱而成良醫」，這句話實在荒謬，因為一再打斷手臂只會讓你殘廢，不會成為醫生。背部開刀越多次病人情況越淒慘。

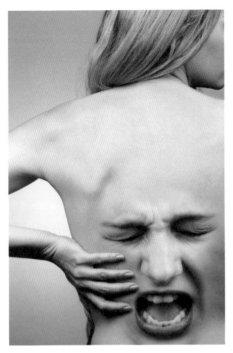

圖 31：「敗背症候群」十分常見，4-5 個
手術患者就有一個，其中 20-25% 病人需
再次手術

　　所以外科醫師不告訴你的
第八件事是「平均背部手術約
有 25% 會失敗，較複雜的「腰
椎融合手術」失敗率高到 30-
46%，導致病人持續疼痛或失
能，而需要進行再次手術，但
手術越多情況常越糟。背部手
術新材料與新科技可能只是泡
沫沒有好處。」

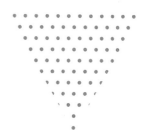

第五篇
背痛能不術而癒嗎？

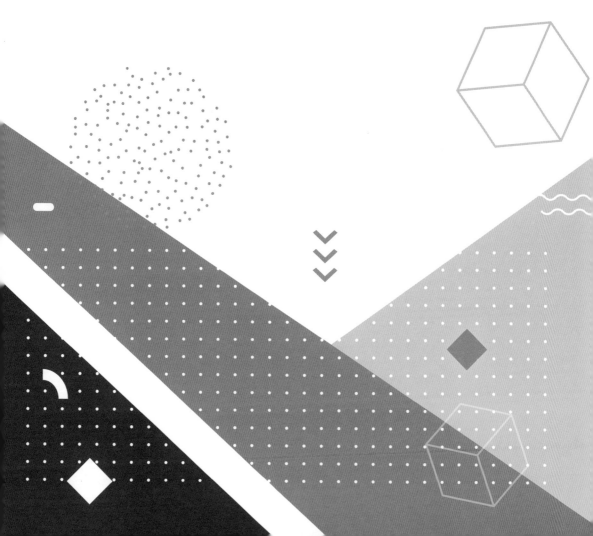

第十一章 外科醫師不告訴你的第九件事：
椎間盤突出會自行吸收消失

◇ 11.1 不能說的秘密？

現代的外科醫師都是拿著高階影像來向病家解釋，那裏有問題？為什麼開刀？如何開刀？病人與家屬看到這些「確鑿的證據」，以為找到真兇，可以術到病除了。現代脊椎外科城堡就是建立在影像科技的基石上。但專家發現這些精密的影像竟透露一件人體神奇的秘密，外科醫師絕對不想你知道。

要揭穿這個「不能說的秘密」前，我們先來看一篇詭異的研究。荷蘭萊登大學神經外科巴索瑜醫師找來 267 位有「椎間盤突出」及坐骨神經痛的病人實驗，分成兩組，一半以手術治療，一半用保守療法，一年後再做一次核磁共振掃瞄。他發現開過刀過的病人「椎間盤突出」有 79% 全部消失，14% 體積減少，只有 5% 沒改變，這在預料中，因為已經手術挖去病人突出的骨頭。但令人訝異的是沒開刀病人的「椎間盤突出」竟然也有 38% 全部消失，53% 的人體積減少，僅 7% 沒有改變。（el Barzouhi A, 2013 table 2）

一坨跑出來壓迫神經的骨頭，沒有手術竟然憑空消失或縮小了？怎麼可能？研究是不是那裡出了問題？十分神奇就像大衛魔術將自由女神變不見了！研究完全正確，而且不是幻術。事實上，從 80 年代開始就陸續有人在期刊做個案報告，剛開始以為只是少數特殊現象，但後來廣泛的研究發現是普遍現象。依據巴索瑜的研究，椎間盤突出自動縮小或消失的比例高達九成，其他專家的研究也接近。（Guinto FC, 1984）

◇ 11.2 椎間盤突出原因與分類

　　想破解脊椎的大衛魔術，讀者要先瞭解甚麼是「椎間盤突出」？
人的脊椎像積木堆疊，連結兩個「椎體」的地方就稱為「椎間盤」。
「椎間盤」就像夾心餅的餡。

　　椎間盤是類橢圓形，中間稱為「髓核」是含水高的膠原蛋白，
旁邊一圈稱為「纖維環」是結實的強化纖維組成。纖維環原本密封，
然而由於老化、退化或受傷時變得脆弱，「髓核」可能突破纖維環
而流出就形成「椎間盤突出」。

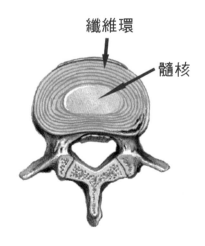

圖 32：圖解何謂核髓與纖維環

　　突出有程度差異，分成四級：第一級是「退化」，髓核還在纖
維環裏面，但開始往外流動；第二級是「脫垂」，髓核已經到達纖
維環的邊界，但尚未突破纖維環邊界；第三級是「擠出」，髓核已
經跑出纖維環的邊界；第四級是「分離」，髓核跑出纖維環的邊界
並且斷裂，從原來的髓核分離。

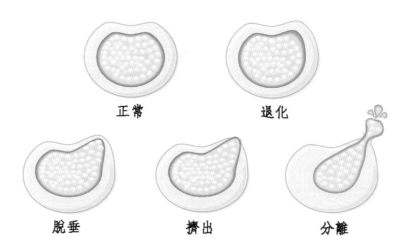

正常　　　　　　退化

脫垂　　　　擠出　　　　分離

圖 33：椎間盤突出俯視圖及與脊髓關係，左到右為：正常、退化、脫垂、擠出、分離

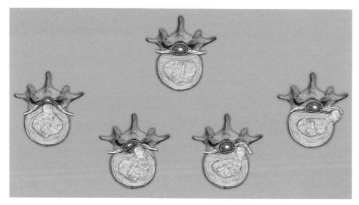

圖 34：各種不同的椎間盤突出壓迫脊髓會產生不同程度的神經壓迫症狀

◈ 11.3 自動復原的奇蹟

　　以突出程度來講，「分離」最嚴重，其次為「擠出」，再來才是「脫垂」與「退化」。但令人不解的是，較嚴重的分離與擠出，反而越容易自動縮小或消失。

　　遠在電腦斷層發明以前，已經有人報告此種自動縮小現象。（Key JA 1945）1990 年底特律的艾倫堡醫師使用核磁共振追蹤追蹤椎間盤突出並有神經壓迫的病人 2 年，結果有 43% 病人自然吸收並痊癒，36% 縮小而症狀進步，僅兩成病人沒改善。（Ellenberg MR, 1993）

　　1992 年法國杜拉卡娃里醫師追蹤病人半年後椎間盤突出有 24% 病人完全消失，24% 明顯縮小，19% 縮小，僅三成病人沒有變化，而且他注意到椎間盤突出體積越大，消失縮小就越明顯。（Delauche-Cavallier MC, 1992）日本岡山大學研究也發現在一年內椎間盤突出體積縮小 50% 以上的人數比例達九成。（Takada E, 2001）

　　其實不分種族，各國的研究相當一致，那就是越嚴重的椎間盤突出越能自動縮小，自動消失比例也最多。最嚴重的「椎間盤分離」幾乎 100% 都會自動縮小，次嚴重的「椎間盤擠出」縮小比例也達八成，而「椎間盤脫垂」則有五成。（Cowan NC, 1992）（Splendiani A, 2004）（Buttermann GR, 2002）（Ahn SH, 2000）（Chiu CC, 2015）（Saal JA,1990）

　　那到底可以縮小多少體積呢？平均分離病人縮小 82%，擠出病人縮小 48%，脫垂病人縮小 17%。（Ahn SH, 2000）完全消失也很常見，分離病人約五成，擠出病人約兩成。（Chiu CC, 2015）全部平均為四成。（el Barzouhi A, 2013）

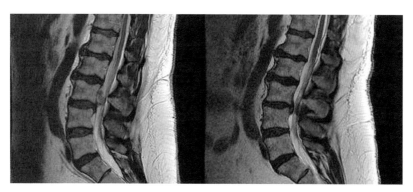

圖 35：左核磁共振影像看到第三四腰椎盤突出，圖右明顯自我吸收縮小

「椎間盤突出」的臨床症狀在於它突出的體積大小，體積越大疼痛麻木現象就越明顯，如果體積縮小症狀就能減輕及恢復。（Takada E, 2001）一般認為只要突出的體積縮小 20%，症狀就能明顯舒緩。（Ahn SH, 2000）所有研究都指出人體自動縮小的椎間盤突出體積都超過 20%，這解釋了為什麼許多病人沒有開刀，病情仍然逐漸緩解恢復。（el Barzouhi A, 2013）

可見人體的「椎間盤突出」並非過河卒子，它能夠回頭可以消失。平均來說，大於九成病人的椎間盤突出會縮小，四成更會完全消失。媽媽咪ㄚ，對於背痛病人，一坨壓迫神經的椎間盤突出竟然自動消失不術而癒，這不是奇蹟嗎？

但這可令外科醫師十分困窘，因為他們認為越需要開刀的病人反而自動縮小消失的越快越明顯，而不需要手術！可以瞭解為什麼這是外科醫師最不想病人知道的秘密了吧。

⬡ 11.4 椎間盤突出 9 個月縮小消失

　　病人與家屬知道這消息十分雀躍，接下來常問：「簡醫師，那到底椎間盤突出縮小消失需要多久？ 我還得忍耐多久？」這也有許多臨床研究數據，美國約翰霍普金斯大學發現病人「椎間盤分離」在核磁共振上看到縮小消失要花 9 個月，而症狀減輕卻只要 1.3 月。（Macki M, 2014）其他研究指出消失時間平均在 2 個月到 1 年間。（Nozawa S, 2009）（Jensen TS, 2006）（Martínez-Quiñones JV, 2010）（Takada E, 2001）。所以法國李格蘭教授指出 95% 病人不手術可以在 1-12 個月中恢復。（Legrand E, 2007）

　　所以標準答案是：「問題要分成兩部份，症狀改善多在 1-6 個月內，而影像看到的縮小消失要幾個月到一年。」（Bozzao A, 1992）（Vroomen PC, 2000）（Kim SG, 2013）

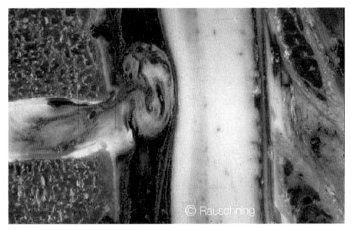

圖 36：實際切片可看到脊椎與椎間盤縱切面，中間圓橢形為椎間盤突出物，擠出已快分離，它右側白色直條物為脊髓。

⬡ 11.5 脊椎的大衛魔術如何變的？

好奇的讀者一定想知道為什麼「椎間盤突出」能夠自動縮小消失？又為什麼越嚴重，縮小消失越明顯？　這問題同樣困擾所有醫師，至今醫界也沒定論。但提出二個理論：

第一個原因是「縮水反應」：由於新鮮剛突出的髓核含水量極高，高達 75-90%，在突破纖維環後，會開始脫水變乾，因此也逐漸縮小，就像一顆扒了皮後的橘子暴露在空氣中果肉開始脫水變乾，體積也變小。

第二個原因是「吞噬反應」：由於髓核突破纖維環後，進入脊髓區，開始刺激身體產生免疫反應，導致許多免疫物質包括巨噬細胞、淋巴球等群聚過來攻擊它，就像一群螞蟻開始進行吞食與搬運，使得椎間盤突出被吃小甚至吃光。（Hatano E, 2006）（Ito T, 1996）（Martínez-Quiñones JV,2010）（Grönblad M,1994）

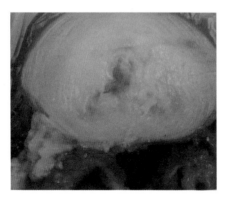

圖 37：實際解剖照片。左下面一陀白色物質為椎間盤突出，可看到髓核突破纖維環擠出去

越嚴重的椎間盤突出，上述兩種反應就越強烈，因此嚴重病人的吸收現象也特別明顯。（Nozawa, 2009）（Teplick JG, 1985）

總結來說，多數慢性背痛或坐骨神經痛是因為「椎間盤突出」壓迫神經所造成。然而人體對於「椎間盤突出」能夠產生對抗吞噬反應，使其自然縮小甚至消失，而且越嚴重的縮小越多，消失越快。因此症狀也能逐漸緩解甚至

痊癒。75-90% 椎間盤突出病人如果沒有惡化的神經症狀可以在數月內會變好。（Martínez-Quiñones JV, 2010）（Ushewokunze S,2008）

英國考文垂大學神經外科烏許渥庫茲醫師說：「長期來看很少證據證明外科手術比保守療法好，椎間盤突出能夠自動吸收更強化在沒有馬尾症候群等情況下，手術前使用保守療法的重要。」（Ushewokunze S,2008）因此常看到許多病人沒有開刀，病情也能逐漸恢復。

所以外科醫師不告訴你的第九件事是「人體的椎間盤突出有自然療癒的能力，能夠自動縮小或消失，而且越嚴重的突出，縮小消失越明顯，許多病人因此不手術而好。」

第十二章 外科醫師不告訴你的第十件事：
　　　　保守療法與外科手術效果沒差

　　即使在醫學中心，對於病人應該如何治療，內外科醫師也常爭辯。但除了某些特殊個案，內外科醫師實際上很少聚一起討論個案的治療方法，多半各行其是。由於本位心理，內科醫師可能認為吃藥打針較好而外科醫師則主張手術較好。賣瓜的說瓜甜，這是人性，然而瓜甜不甜不是賣的人說了算，要看病人治療結果好不好？

　　前面我們提到外科醫師不告訴你的九件事，指出背部手術有很多問題。但聰明的你會問：「那內科保守療法會較好嗎？」好問題！他醜不表示你帥，內科醫師也必須能夠提出有力證據證明自己的效果好過手術或至少平手。

　　所謂「證據」，在醫學上指的就是嚴謹的臨床實驗結果。而所謂嚴謹的實驗指的就是「隨機分組對照實驗」，最好是實驗者與病人不知道被分配到那組的「雙盲試驗」來避免「安慰劑效應」。舉個例子，如果有人背痛，他吃某「龜鹿二仙膠」，一個月後疼痛明顯降低。這表示「二仙膠」有效對嗎？外行人都這樣想，但卻是常見的謬誤。為什麼？因為所有疼痛本質上都可能逐漸緩解，要證明「二仙膠」有效，不能只看疼痛降低，還要與對照組比較。如一組吃二仙膠，一組吃外表一樣但沒仙膠成份的安慰劑，過一月後再測量兩組疼痛分數。兩組的疼痛分數如果有統計學上的差異才能說有效，否則即使有效也只是「安慰劑效應」而已。

　　要比較內外科治療背痛效果也是要分兩組，一組採內科治療，一組採外科手術，追蹤一段時間，看看到底那組成果較好？由於手術為侵入性，此種研究不可能做到醫師病人都不知治療內容的「雙盲試驗」。但是背部手術中有一種治療只有打針，就可以使用最嚴謹的雙盲試驗，那就是骨泥注射。我們先來看看它的結果。

⬡ 12.1 骨泥只是安慰劑？

　　脊椎可能因為外傷或骨質疏鬆導致崩垮產生劇痛稱為「壓迫性骨折」，骨泥可用針管打入鬆垮的脊體將它撐起來。骨泥注射治療術語稱為「椎體成型術」，作法是局部麻醉後在動態 X 光導引下直接將骨泥針打入骨折的脊椎體。美國使用十分普遍一年超過 8 萬次，價格約 4 千美元。（Maugh TH, 2009）台灣也打很多，病人打完疼痛的確會降低。但證據醫學要問會不會只是「安慰劑效應」？

　　剛好歐巴馬上台後對於不斷高漲的醫療費用十分不滿，要求對於各種醫療程序進行成本效益分析。所以在美國衛生研究院的資助下，美國華盛頓大學、梅約診所聯合英國與澳州幾所醫院做了一個大型的實驗。總共有 131 位腰椎骨折病人，一半接受骨泥注射，一半接受沒骨泥的假注射。1 個月後發現兩者疼痛分數、功能狀態與行動能力都沒有差異，結論是骨泥注射只是「安慰劑效應」。（Kallmes DF, 2009）其他雙盲對照實驗也顯示打骨泥與打生理食鹽水效果差不多。（Buchbinder R, 2009）也有人將注射骨泥與內科保守療法比較，對疼痛來說也是沒有差別。（Voormolen MH, 2007）（Rousing R, 2009）

　　除骨泥外，我們來看其他內科與手術療法的比較研究。許多都已經追蹤十年以上了。下面我分成短期 1-5 年及長期 5-20 年的效果來探討那種治療較好？

⬡ 12.2 保守治療與開刀效果 1 － 5 年內的比較

　　許多人認為手術效果較好，但較貴較痛是真的，效果就不見得。
波爾是荷蘭萊登大學醫院的神經外科醫師，他將嚴重坐骨神經痛病
人分成兩組，一組接受「微創椎間盤切除」，另一組接受保守治療。
追蹤一年後發現雖然開刀組恢復的較快，平均恢復時間 4 週，保
守治療較慢為 12 週，但 95% 病人的恢復及滿意度成果沒有差異。
（Peul WC, 2007）他繼續追蹤 2 年，二組病人的滿意度也都一樣，都是
80%。（Peul WC, 2008）另一篇芬蘭的研究，也發現一樣的結果。（Osterman
H, 2006）

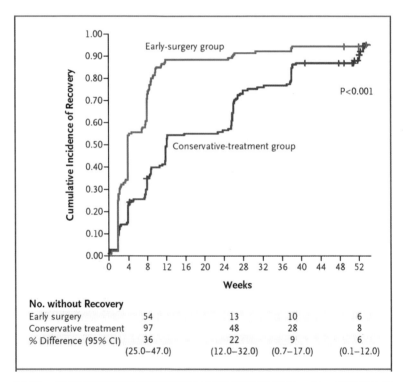

圖 38：波爾醫師研究發現雖然開始手術疼痛解除較快，但一年後完全沒
有差別（紅線與藍線匯集在一起）（Peul WC, 2007）

　　挪威奧斯陸大學布洛斯醫師比較「腰椎融合手術」與「保守治療」，追蹤 1-4 年發現兩組沒有差異。布洛斯說：「對於慢性背痛椎間盤突出病人的四年追蹤，融合手術度對於解除疼痛、改善功能或恢復工作都沒有優於保守療法。」（Brox JI, 2010）（Brox JI, 2003）此研究令人注意的是四年中有 24% 保守治療組病人後來去接受手術；但手術組病人沒有進步再手術的也有 25%，兩者在失敗比例上也打成平手。

　　英國牛津菲爾汀克醫師想瞭解對於慢性背痛病人接受融合手術與接受復健有什麼差別？他們追蹤 350 位患者 2 年，結果發現僅失能分數手術組效果稍勝於復健組，其他成果則沒有差別。但手術組 11% 病人有嚴重併發症，6% 需要再手術。可見融合手術比起復健沒有明顯利益。（Fairbank J, 2005）

　　約翰霍普金斯大學神經外科拜登醫師回顧 5 個隨機研究脊椎融合手術與保守療法的效果。發現雖然手術組的病人的背痛分數雖然稍微較好一些，但最後成果上卻沒有差異。（Bydon M, 2014）

　　綜合來說，英國萊斯特大學骨科醫師伊普拉易姆發現脊椎融合手術只比非手術好一點點，但沒達到統計意義。然而手術卻增加 16% 的併發症。所以他認為「沒有證據支持常規使用脊椎融合術來治療慢性下背痛。」（Ibrahim T, 2006）荷蘭萊登大學賈博思醫師指出：「一般來說，比起長期的保守療法，早期手術提供短期較好的腳背痛的解除，然而證據品質卻差，因為只有一篇研究是適當的。到 1-2 年時，手術與保守療法在臨床成果上沒有任何有意義的差別。...」（Jacobs WC, 2011）此與其他研究一致。（Saal JA,1989）（Saal JA,1996）

法國 CHU Angers 醫院的李格蘭教授在他的一篇題目為「椎間盤引起的坐骨神經痛內科或外科治療？」更指出沒有手術八成病患會在一個月內恢復，九成五病人在一年內恢復。（Legrand E,2007）

✦ 12.3 保守治療與開刀效果 5 – 20 年長期的比較

研究時間更久會不會手術效果更佳？美國有兩個大型超過五年以上的長期研究可以比較。第一個是美國哈佛大學的「緬因區腰椎研究」。他們持續追蹤 500 多位坐骨神經痛病人 10 年。前五年與保守組比，手術組效果在疼痛解除是好些，但如果以病人手術前症狀、工作與失能結果看，兩組沒有差異。（Atlas SJ, 2001）

十年時，他們發現手術組病人有 69% 腳背症狀有改善，而保守組則有 61% 有改善；而工作能力與失能狀況則兩組沒有差異。有趣的是手術組病人最後有 25% 至少接受一次再手術，而保守組病人也有 25% 最後去接受手術，二者失敗率幾乎一樣。（Atlas SJ, 2005）

第二個研究為美國達特茅斯醫學院的「SPORT 研究」，一共追蹤八年，最後分析實際接受手術與沒有手術族群的疼痛狀態、生理狀況及背部相關的失能狀態，結論是二種治療結果沒有差別。（Kerr D, 2015）（Weinstein JN, 2006）

希臘雅典大學洛帕希斯醫師甚至追蹤「椎間盤切除手術」後病人長達 20 年，發現有三分之一病人對於手術結果不滿意，有四分之一持續埋怨疼痛，結果也與保守治療結果差不多。（Loupasis GA, 1999）

12.4 嚴格證據醫學顯示沒差別

以上研究顯示對於慢性背痛，無論是短期、中期或長期，內科療法與手術療法效果都沒有明顯差別，而且二者失敗率也差不多，保守療法最後四個有一個（25%）去手術，但也表示長期內科治療有 75% 不用去開刀了。而手術組也有 25% 失敗需要再次手術。

這 20 年來的文獻證實內科與外科的「背痛擂台賽」在疼痛功能與滿意度上沒有輸贏，跌破許多人的眼鏡是嗎？雖然效果差不多但外科手術卻輸在增加 16% 的併發症。（Ibrahim T, 2006）最後我們看看全球公認証據醫學上最嚴謹最權威的機構「考科藍 Cochrane 實證醫學資料庫」的結論。

考科藍綜合相關嚴謹研究，對於椎間盤突出的「脊椎減壓手術」的結論是：「對於椎間盤切除術與保守療法比較的結果，如果慎選病人，手術解除效果較快，但研究成果仍屬暗示而非定論。」（Gibson JN,, 2007）

對於「脊椎融合手術」，考科藍的結論是：「回顧 31 篇研究，我們發現脊融合手術對於退化性腰椎關節炎，無論是前固定、側固定或環固定的效果都沒有結論。」（Gibson JN, 2005）美國約翰霍普金斯大學的拜登回顧研究也同樣指出「對於慢性脊椎疼痛使用「脊椎融合手術」只比保守療法降低 7.4% 失能分數，但沒有統計意義」。（Bydon M, 2014）

對於治療「腰椎狹窄」那種效果較好？考科藍的結論是：「我們無法得到結論到底是手術或內科療法較好，因此也沒法推荐新的臨床指引。然而，要注意的是外科手術個案有 10-24% 比例的副作

用，而非手術個案沒有。並沒有發現外科手術有明顯的利益。」(Zaina F, 2016)

考科藍機構可說是給全世界脊椎外科醫師潑了一桶冷水。僅美國一年手術量就有 100 萬件，全世界數百萬件的脊椎手術竟然得不到勝過保守療法的結果？拜託，別鬧了！病人花錢受折磨，得到的結果竟然與休息、吃藥、打針、復健等保守效果一樣，這不是本世紀醫學上最大的鬧劇嗎？

這對於那些相信手術成果快、能一勞永逸的病人來說，一定十分困惑。為什麼兩者會沒有差異呢？那刀不是白挨？錢不是白花了？芬蘭奧斯陸大學骨科醫師布洛克斯解釋說：「外科醫師、病人及保險機構可能會認為使用外科新科技比較有用，暗示在有經驗的脊椎外科醫師手中可以較快恢復；但新方法常常只是理論而非知識。引進新科技必須以隨機臨床實驗的證據為基礎…病人接受脊椎融合手術，在長期的改善效果上並沒有比接受教育與運動的效果更好。」(Brox JI, 2010) 這其實就是我在序言中提到寫「手術，終極安慰劑」一書伊安哈里斯醫師的觀點，許多外科手術缺乏嚴謹實驗，醫師與病人都覺得較有效但其實只是安慰劑效應。(Ian Harris, 2016)

追蹤十年「緬因區腰椎研究」主持人哈佛大學的亞特勞斯醫師因此特別提醒過度期待手術的病人：「我們的研究結果不表示對於有椎間盤突出引發的坐骨神經痛，外科手術是較好的治療方式。對於症狀較輕微的患者無論那種治療效果都不錯。對於那些症狀中度或嚴重的患者，手術可比保守治療效果快也較好，然而，理想的手術成果要等開刀後 3-12 個月才會達成，而且對於工作能力與失能狀況，手術與非手術結果一樣。病人如果不願或無法開刀，選擇保守療法，雖然速度較慢也會進步。」(Atlas SJ, 2001)

　　以病人的成果來看，許多研究指出背部手術在這二十年沒有明顯進步，因為無論接受什麼手術，長期追蹤都至少有 20% 左右病人仍然持續疼痛及失能。（el Barzouhi A, 2013）（Arts MP, 2009）（Peul WC, 2007）（Vucetic N,1999）（Weber H 1983）雖然說結果內外科治療差不多，但我們可不要忘了開刀的代價。除了要熬過手術後 3-6 個月的恢復期，而且手術有約兩成的併發症還有其他可能的後遺症。（Ibrahim T, 2006）

　　美國華盛頓大學迪亞教授有一篇文章叫「背部手術－誰需要它？」他的結論指出有兩種人一定需要背部手術－「運動神經受損及嚴重脊椎外傷病人」，因為背部手術可以救命及保存功能。但在沒有運動神經受損的椎間盤突出、脊椎滑脫或脊椎狹窄，雖然適當手術可以有價值的降低疼痛，卻可以不必開刀。（Deyo RA , 2007）

　　所以外科醫師不告訴你的第十件事是：「雖然開始時手術解除疼痛較快，但長期來看，無論是腳背痛程度，失能或健康相關的生活品質上，手術與保守治療二者沒有差異。使用保守療法也能達到手術的效果，而且沒有手術的風險與後遺症。」

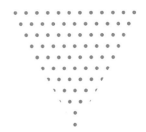

第六篇
不手術怎麼辦？

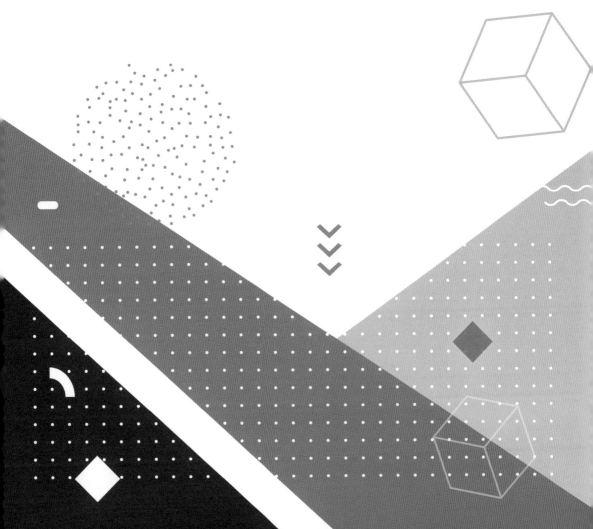

第十三章 不開刀的保守療法：多元介入法

　　講完『外科醫師不告訴你的十件秘密』，各位讀者應該瞭解手術是背痛治療的一種選擇，可做為內科治療失敗者的解決方案，但絕非早期的處理方法更不是夢想的完美方案。在第十二章我們以各項臨床證據告訴讀者，保守療法與手術效果沒什麼差別，而保守療法卻可避免手術的併發症與後遺症。

　　人有兩種，少數人是風險偏好者，多數人是風險規避者，但無論你是那種人，除非你是運動神經受損及嚴重脊椎外傷病人，標準的治療導引就是先用保守療法。美國北卡羅來納州的藍十字藍盾保險機構於 2011 年起要求病人脊椎手術需先看內科醫師並接受內科治療 3 個月沒效後才會批准手術申請。結果新政策執行一年脊椎手術量就掉了 30%。其中複雜手術減少更多，因此花費掉了 4 成。(Jaimy Lee, 2014）

⬡ 13.1 醫師自己不手術，只叫別人手術？

　　天下文化有一本書「一位外科醫師的修練」，作者是美國哈佛大學的阿圖葛文德醫師，此書英文直譯應該叫「併發症」。作者說：「醫學沒有那麼完美，也沒有那麼神奇。病人抱持過多的期待常要失望，因為即使是最簡單的手術，也不能保證病人術後一定會好。」

　　沒錯，但病家並不瞭解，常對手術抱持不切實際及一廂情願的想法，醫師不僅不該因利益推波助瀾陷病人於險境，反而該堅持立

場，不必開刀的要說服病人不要手術。前台大朱樹勳教授稱讚神經外科黃勝堅醫師是好榜樣，他立場堅定很少讓步，總是勸退病人能不開刀儘量不開。他說：「愈早跟病人解釋手術風險，提供的資訊愈豐富，病人通常會打退堂鼓。」黃勝堅醫師經常拿自己的「腰椎滑脫」來規勸病人，雖然下背疼痛影響走路，但他從來不想開刀，而且照常打網球。「手術若不具有急迫性，可以與它共存，試著去忍受它。」

像黃醫師這種自己不開刀也勸病人不要開刀的少之又少。大多數外科醫師是力勸病人開刀，但自己有問題時卻變鴕鳥。德國一項調查發現多數外科醫師都不想接受手術，83% 醫師認為治療椎間盤突出或慢性背痛，手術是多餘的。（大笑）其他疼痛的髖關節壞死疾病，74% 醫師也不開刀；64% 醫師不修補受傷韌帶；57% 拒絕網球肘手術。這些外科醫師寧可相信「憑藉自己與自然的康復方式，才是上策。」（再笑）（朱樹勳, 2008）

台語說「死道友不可死貧道」，外科醫師天天開刀當然比別人更深切體會手術的利弊得失，他們不願手術更值得深思。多數外科醫師的想法其實與本書立場接近，那就是可以不開刀就不開刀，盡量使用保守療法依靠人體自己的療癒力。

那什麼是背痛的「保守療法」呢？它包括休息、運動、護具、復健、止痛劑、打針，也包括教育、按摩、針灸、整脊等，可說是一籮筐的療法，醫師常因個人專業、經驗或病情來選擇治療的種類。

現在認為慢性背痛除了生理問題外，還有社會與心理因素，因此最有效的是採用「生物心理社會模式」的「多元介入法」。（Kamper SJ, 2014）此法是包括認知、休息、運動、藥物改變行為的整套行動方

案，它不僅處理疼痛而已，而是將個人置放在環境中，整體去考慮背痛的原因與預防方法。（Willems P, 2013）

　　但有沒有什麼方法是最好的方法？有，我開玩笑稱它為「抓龍八部」（註：台語抓龍的意思是按摩），它的標準是依據醫療證據。我將它編成一句口訣就是「學習改變、打針復健，休息藥物、按摩運動」。抓龍八步雖是保守療法，卻是一種「系統性的積極保守療法」。（Albert HB, 2012）以下為讀者簡單介紹。

✥ 13.2 第一招　向背痛學習

　　利用知識來改善背痛，聽來像紙上談兵。但知識確能預防慢性背痛發作與惡化。遠在 1969 年瑞典醫師就發現教育病人可以改善背痛。於是他們設計一套 45 分鐘 4 堂課程，取名為「背部學校」（back school）來教育病人。內容主要為指導病人關於背部照顧、姿勢、身體機械學、背部運動及如何防止背部傷害的教育訓練課程。作法上首先分析背痛的原因，舉例來說是否因為姿勢不正確，用力不當、勞動過度、骨質疏鬆，肌少症，椎間盤退化等等。瞭解背痛的原因後便開始進行練習，以降低加重或危害脊椎背臀的動作或行為。另外在此課程中也教導病人增強自我能力及掌控力以降低慢性疼痛造成的沮喪無助與悲觀心理，並設計各種活動運動來增加健康行為。（Vlaeyen JW, 1995）

　　許多研究已經證明認知與教育對於慢性背痛的確能降低疼痛、改善功能及協助回到職場工作。（Heymans MW, 2005）（van Tulder MW, 2000）（Ostelo RW, 2005）（Brox JI, 2010）（Brox JI, 2003）專家甚至比較病人接受認知療法與脊椎融合手術，發現結果不分軒輊。（Brox JI, 2006）

　　在背痛治療上，學習的目的只有一事就是讓你能聰明正確的選擇。然而傳統的背部學校沒有從整個外科醫療系統去分析瞭解背部手術得失與利弊，本書是更完整進階的背部學校。

13.3 第二招　好好休息

　　休息也是藥方，簡單到難以置信。但因為絕大多數背痛原因都是由於背部受傷發炎，所以休息最為重要，嚴重時還需臥床休息。事實上，很多背痛根本原因是沒有休息。身體是車子，背痛是警報器，警報器轟轟作響時，最有效是關掉引擎休息。許多人為了家庭工作，一再疏忽甚至日夜操它，最後嚴重反撲只好臥床。舉個例子，我有一位 45 歲油罐車司機病人，他平常一天開車超過 12 小時，有天發現背痛右腳酸麻，且越來越頻繁，來找我時已經有坐骨神經壓迫現象。我希望他休息一週，但當時油價飆升，每個加油站都拼命叫油，他忍痛持續工作一整個月，最後竟無法開車也無法走路。由於椎間盤突出接受手術，但術後仍無力酸痛只好離職。

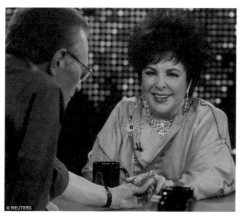

圖 40：影后伊莉莎白泰勒接受 CNN 賴瑞金訪問時說休息是偉大的治療師

　　休息是減法人生。奧斯卡影后伊莉莎白泰勒從年輕開始就有慢性背痛，越老越嚴重，她只好拼命吃止痛劑及鎮定劑。她接受 CNN 賴瑞金訪問時說：「我無法行動只能咬牙忍受，最好的方法就是盡量休息睡覺，因為我發現休息睡覺是偉大的治療師。」（ABC News, 2008）

但要如何休息呢？也有方法，若疼痛發作，第一選擇是躺下來。但利用棉被或舒服的腳墊撐於小腿或膝下，讓下背能平貼地面，舒緩下背的不適。另外，背痛病人床需要能夠撐住背部，太軟太硬的床都可能能加重背痛。所以需要得換張適合自己的好床。

我特別推薦使用律動床，這種床能以同步心跳血循的速度做水平或垂直律動，不僅可以降低疼痛、恢復疲倦、降低交感神經緊張、容易入眠安睡而且可以降低脊椎與背部的發炎並緩解神經的壓迫。

（簡志龍，2015）（簡志龍，2013）

休息能讓受傷的背部組織不再繼續受傷害而逐漸恢復，休息時也建議採用「漸進性放鬆法」，作法是躺下或舒服的坐好，放鬆的冥想，能讓背痛舒緩。（Ostelo RW, 2005）（方法請參考附錄 2）

🔷 13.4 第三招　改變動作

在生活與工作中人們會發展出一套習慣的動作模式。它如果不合人體工學原理就容易傷害肌肉骨骼，導致背痛。我有一位書商朋友，他的工作常要搬書，但姿勢不對經常背痛，最後甚至椎間盤突出，經我指導改變搬書姿勢後，背痛就明顯緩解。

人是習慣動物，習慣根深蒂固很難改變，所以要改變習慣與動作需要透過重複的練習以新的動作取代舊動作。（van Tulder MW, 2000）（Ostelo RW, 2005）以下是專家認為需要改變的動作。

搬物：工作或家事場合需要舉重物，很容易傷害背部與脊椎。要把握『多屈膝、少彎腰』的原則。要儘量靠近要搬運的物品，腰

打直，屈膝蹲下，雙手環抱物品，抱緊後，下腹用力並以臀部和大
腿的力量站起來，避免身體的旋轉及突然的動作。

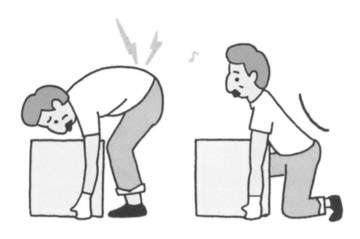

圖 41：搬重物姿勢不正確會導致背痛

　　坐姿：上班族常一坐就是一整天，如果坐姿不正確，常引起慢
性背痛。所以桌椅姿勢很重要。工作用的椅子腳要能夠舒服著地，
讓大腿與地面平行，膝蓋彎曲呈直角，可以雙足平踏地面。而桌子
則配合椅子高度，讓身體不需過份彎腰或挺直。避免腰部懸空，使
用靠墊，給腰椎一個支撐。工作時時間不可過長，需定時改變姿態
與休息或站起來走動身體，不可過度低頭弓背，避免翹腳或腳懸空。

　　站姿：應該抬頭挺胸避免彎腰駝背，女性應盡量避免穿高跟鞋，
免得增加腰部前屈的角度，加重背部負擔。鞋子應盡量選擇舒服氣
墊運動鞋，避免脊椎壓力。

◇ 13.5 第四招　改善背部的運動

　　背痛常讓人不敢運動，急性背痛的確要休息，但慢性背痛不同，反而需要適當運動。當然不是去跑馬拉松、踢足球、打籃球等劇烈運動，而是特別的背部運動。研究指出運動可以改善慢性背痛及功能。（van Middelkoop M, 2010）（Hayden JA, 2005）原因是運動可以改善肌力、柔軟度及關節韌性，並強化背肌與關節韌帶的穩定度，增強活動力。（Wise J. 2016）這些有益背痛的運動可以分為兩種：主動運動與被動運動，我分開來介紹。

改善背部的主動運動

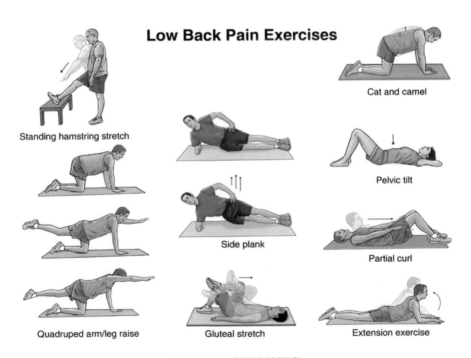

圖 41：治療背痛的運動

　　專家推薦的背痛運動包括 1、貓背運動，2、仰臥式骨盆傾斜，3、縮腹抬身（仰臥起坐前半段），4、趴姿伸展運動，5、側式肘撐，6、臀部伸展，7、立姿腿筋伸展，8、四肢舉起。(行政院體育署，2013)，建議選自己喜歡的運動，每天重複做個 10-30 分鐘。

改善背部的被動運動

　　運動雖然如此重要，然而有太多病人卻因為種種原因無法主動運動。最常見的原因有五

1. 因背部疼痛或腳部麻木導致的運動功能障礙。

2. 因老衰或慢性病（如帕金森症、心臟病、腦中風等）導致肌肉骨骼關節的僵硬神經協調功能喪失。

3. 在背部手術後 2 個月因為傷口疼痛或手術後由於內部固定器，肌肉神經沾粘或萎縮而無法運動。

4. 過胖或膝髖關節有問題的病人。

5. 對於仍在職場中較年輕的族群因為忙碌太累而沒有時間運動。

　　那要如何克服呢？科學家推荐『全身被動運動』。什麼是全身被動運動？被動運動還分兩種：局部被動運動與全身被動運動，就是藉著儀器來推動全身運動。有兩種特殊的推薦運動稱為『全身垂直律動』與『全身水平律動』。局部被動運動如按摩或推拿效果不錯但局限，全身被動運動效果更好。

　　水平律動治療對健康有許多好處。美國及歐盟的食品藥物管理局核准的適應症，包括促進血液循環、解除酸痛、放鬆肌肉、降低

早上僵硬及增加關節活動力。近來又在歐盟與加拿大獲得 1. 幫助減低纖維肌痛病人的疼痛與早晨僵硬；2. 幫助加速恢復遲發性肌肉酸痛；3. 幫助周邊動脈病人改善血液循環；4. 幫助冠狀動脈病人改善血液循環。（Sackner MA, 2012）（簡志龍，2015）

　　垂直律動的好處在於增加骨質密度、降低疼痛、加速植入器的癒合、增加肌肉質量、改善運動神經協調能力。對於各種原因引起的背部問題都能有效降低疼痛改善功能，促進並預防骨質疏鬆與肌肉萎縮神經協調障礙。最新的垂直律動床更是一種降低背痛的新科技。（簡志龍，2013）

◇ 13.6 第五招　服用藥物

　　真正疼痛時還是需要藥物解痛。治療背痛的藥物有 4 類：一般非類固醇止痛劑、類固醇、嗎啡類止痛劑，及其他藥物。一般止痛劑是治療背痛最常用的方法，對於急慢性背痛都有效果。（Machado LA, 2009）它的缺點是可能導致腸胃發炎甚至潰瘍。建議選擇胃刺激較少的「普拿疼」或第二代的止痛劑如希樂葆。第二代止痛劑雖然腸胃問題少，但心臟血管等副作用卻明顯增加，（Roelofs PD, 2008）（Furberg CD,2005）因此心臟病人要小心。

　　如果背痛劇烈，醫師會改用麻醉類強烈止痛劑或 tramadol，效果強過一般止痛劑，腸胃刺激也較少。但缺點也很多如噁心、頭暈、便秘及上癮，建議不要用超過 2 週。（Chou R, 2009）至於疼痛貼布或藥膏效果不好，因為貼布藥膏能難滲透入肌肉層。

　　以下幾種病人使用止痛劑要特別小心檢查是否有黑便（表示有胃潰瘍出血）：（1）大於 65 歲老人；（2）過去有消化性潰瘍史；

（3）服用類固醇者；（4）使用抗凝血劑者；（5）服用阿斯匹靈者。

（Ong CKS, 2007）（García Rodríguez LA, 1994）（Gutthann SP, 1997）

　　至於其他藥物如類固醇，短期如 3-5 天內尚可，長期使用會壓抑免疫功能，副作用又多，不贊成口服或靜脈注射，至於針劑局部注射效果好副作用也少可以考慮。如果有神經疼痛，許多醫師會使用「抗癲癇藥物」如 gabapentin、vigabatrin、lamotrigine 及 topiramate 等，這些藥對於神經痛可能有效但副作用也多，包括暈眩、嗜睡、倦怠、運動失調等，並不支持使用。

　　有些醫師偏好「肌肉鬆弛劑」，此藥對於急性背痛有中輕度作用，但對於慢性背痛證據不充分也常引起頭暈無力等副作用。另外如「三環抗憂鬱劑」，有輕度好處，但副作用更強如口乾、昏睡及便祕，所以也不建議使用。（Chou R, 2009）至於使用活性維他命 B12 對於腰痛與坐骨神經痛有不少研究指出可以改善神經疼痛，副作用也少，可以考慮。（Mauro GL, 2000）（Waikakul W. 2000）（Chiu CK, 2011）（Zhang M, 2013）

　　對於老人，由於背痛或失能常與骨質疏鬆息息相關，使用「雙磷酸鹽」等抑制蝕骨細胞的藥物也有幫助。市面上口服的有福善美（Forsmax），骨維壯（Boniva），針劑如骨力強（Aclasta），停經後婦女可以使用選擇性動情素如鈣穩（Evista）或副甲狀腺製劑如骨穩（Foreto），使用這些藥物有一些禁忌與副作用，必須請教醫師。但對於骨鬆引發的背痛有幫忙。

⬡ 13.7 第六招 針療

此部份我分為兩部份，包括西醫的打針與中醫的針灸，西醫的打針又分為局部打針，硬膜外注射與高頻熱凝注射。

針灸

針灸是中國人的古老發明，最初的發現來自於古人摸索自己身體的痛點並對之搓揉按摩，後來逐漸形成「經絡氣血理論」，發展出各種疾病的療法，對於疼痛效果不錯。分佈在背部的經脈主要為「膀胱經」、「膽經」與「督脈」。但在實務上，治療腰背臀痛，較少使用督脈穴道。針灸的口訣如「腰背委中求」、「酸痛取阿是，筋傷陽陵搜」，一般還是取脊椎兩旁的「膀胱經」與兩旁的「膽經」為主。

中醫「辨證論治」將背痛分成「經筋病」與「經絡病」，前者是肌肉韌帶問題，以選擇「阿是穴」（就是局部壓痛點的意思為主）；而後者則需要看是那條經脈再「尋經取穴」及「上下交治」。例如「膀胱經」就上取「崑崙」下取「腎俞」，「膽經」就上取「陽陵」下取「環跳」，「督脈」則上取「陽關」下取「水溝」。歐美研究指出使用針灸治療慢性背痛在 2 年的追蹤中能輕度改善疼痛與功能。（Thomas KJ, 2005）（Furlan AD, 2005）（Trigkilidas D, 2010）（NCCPC, 2009）美國政府最新 2016 的報告也指出有輕度效果。（Chou R, 2016） 一般的作法是接受 10 次每次 30 分鐘的針灸。雖然有效，但因為只有輕度效果，對於嚴重病人還需像下述所提的其他方法如硬膜外注射等治療。

局部打針

　　背痛如果是肌肉、肌腱、韌帶、滑膜、滑囊發炎，局部少量的類固醇加麻醉藥注射效果很好，副作用也極少。背部有 70-80% 是由於上述原因造成，因此不僅可以作為治療也可以做為診斷。

　　要注意的是背痛不一定是脊椎問題。美國明尼蘇大學的山姆蘭諾曾研究 368 位急性脊椎問題病人，發現真正是脊椎問題者只有 68%，有 10% 原因不明，其餘則是它處關節的問題。（Sembrano JN, 2009）我在門診的經驗約六成背痛都不是脊椎問題，而是腸薦關節、脊椎小關節、梨狀肌，腰方肌、髖骨滑囊及髂腰肌、或術後傷口沾粘等發炎引起。對於這些問題，局部打針效果常是最好的選擇，速度快效果好。（Maugars Y, 1996）（Rupert MP, 2009）現在使用第 3 代新型局部緩釋型藥物副作用極少。採用雞尾酒療法加上 PRP、麻醉劑或其他生長因子效果更好。

硬膜外注射

　　「硬膜外注射」是將麻醉藥、少量類固醇或其他藥品打到脊髓的硬膜外產生止痛作用。對於有神經疼痛的坐骨神經痛、脊椎退化、椎間盤突出、脊椎狹窄或脊椎滑脫都有一定的效果。對於其他保守療法效果不明顯的病人，硬膜外注射是很好的選擇。慢性背痛使用此種治療常能夠有效降低疼痛而降低手術機會，對於手術後的疼痛也有效，甚至對於急性坐骨神經痛也有效。此療法對於保守療法效果不好又怕開刀與術後失敗的背痛病人常是最好的選擇，不需麻醉，不需住院，副作用極少，通常只需 30 分鐘即治療好，效果極佳。請參考第十四章。（Manchikanti L, 2013;16:E349–364）（ Manchikanti L,2010）

高頻熱凝注射

　　高頻熱凝注射是使用一根特殊的「射頻電針」在動態 X 光影像引導下打到所要的部位，調整儀器強度，將高週波能量傳導至電擊針末端，產生電磁場，誘發周邊組織細胞，經由分子運動、摩擦生熱、進而產生熱凝效應（像微波爐）造成神經感覺鈍化，達到緩解疼痛的療效。需要局部或靜脈麻醉，且要進入手術室實施。對於小關節疼痛與薦腸關節炎效果不錯，但對於椎間盤引起的疼痛效果不確定。（Leggett LE, 2014）高頻熱凝注射是一種高能的神經破壞介入，可能引起心律不整，甚至休克，所以有心血管問題病人要特別小心。

✛ 13.8 第七招　按摩推拿或整脊

　　按摩與推拿在歐美日及台灣都有，由於正統醫療無法提供滿意的結果，所以病人尋求按摩整脊或推拿協助頗為常見。基本上按摩或整脊並沒有一致的手法，主要是在脊柱與上下背肌肉上施力操作。（Eisenberg D, 1998）

　　美國內科醫學會及美國疼痛醫學會回顧研究制定臨床醫療導引，認為對於亞急性或慢性背痛有效，但對於「急性背痛」沒有效果。（Chou R, 2007）整脊需要由接受完整訓練的整脊師來操作，免得危險，要獲得更好的結果則需加上運動與教育。（Furlan AD, 2002）（Bronfort G, 2010）（Ernst E,2006（Posadzki P, 2012）美國政府最新 2016 的報告也指出有輕度效果。（Chou R, 2016）

13.9 第八招 復健

背痛許多人會去看復健科，復健科當然有一定的療效。但復健有很多療法，不是每種都有效。首先我講沒效的，「牽引」沒效還可能加重症狀，所以臨床指引反對採用牽引治療急慢性背痛。（Clarke J, 2006）（Vroomen PC, 2000）（Wegner I, 2013）另外像皮下電流刺激、干擾波、短波、低強度雷射或超音波等在美國內科醫學會及美國疼痛醫學會的臨床醫療導引中都被排除在有效範圍。（Chou R, 2007）（van Middelkoop M, 2011）（NICE，2009）復健的熱敷、按摩、肌力訓練則是有效的方法。

13.10 整合性照顧

以上所提的保守療法主要是依據許多政府或專科學會的臨床導引。如美國內科醫學會及美國疼痛醫學會的臨床醫療導引，（Chou R, 2007）歐洲慢性背痛臨床導引，（Airaksinen O, 2006）及其他先進國家的 11 個背痛臨床指引。（Chou R, 2009）

總結來說，保守療法是一籃子的療法，美國匹茲堡大學醫學院朵莉蔻普教授說：「最好的治療結果是一套綜合的方法，每一種方法或許只能夠降低疼痛 10-20%，但加起來最後可以到 70-80%，如減重、運動等。」（Linda Carroll, 2010）也就是幾種保守療法一起使用，效果最佳。整合來說就是「學習改變、打針復健，休息藥物、按摩運動」的抓龍八步。

第十四章 舒腰奇針：百年療法方興未艾

　　沒人喜歡挨刀，更沒人會一背痛就跑去開刀。病人會接受手術幾乎都是因為內科保守療法效果不夠好，持續疼痛或失能的關係。的確研究顯示保守療法病人有四分之一最後還是去開刀。（Brox JI, 2010）（Brox JI, 2003）（Atlas SJ, 2005）（Atlas SJ, 2005）

　　在前面章節雖然我們告訴讀者「椎間盤突出」可以自動縮小甚至消失，手術本身有許多併發症、後遺症，醫師有濫開刀問題，中長期來講保守療法與手術效果相當。但如果持續疼痛要怎麼辦？醫師還有比吃麻醉止痛藥更好的方法嗎？

　　的確有，西醫名稱為「脊椎硬膜外注射」。就是將特別的消炎麻醉止痛藥打到引發脊椎神經疼痛的脊椎特殊部位。此招常收奇效，這十年來，我在醫院打過上千名病患，效果顯著，許多病人因此不用開刀。在介紹之前各位先要瞭解什麼是「脊椎硬膜」？

⬡ 14.1「硬膜外注射」是什麼碗糕？

　　人的脊髓有許多層保護層。最外面是「硬膜」，像蛋殼，比較厚韌，裏面是「脊髓液」包覆脆弱的「脊髓」。硬膜本身有許多痛覺細胞所以十分敏感，多數背痛都是因為硬膜上的神經發炎引起的。硬膜外注射，就是將藥打到硬膜的外面，使硬膜消炎止痛，是一種直接的治療方法。

　　大家比較熟悉的是無痛分娩，使用的就是脊椎硬膜外注射麻醉藥。奇妙的是將麻醉藥品注射在硬膜外面時可以降低痛覺，但卻不

會影響感覺與運動，因此產婦不會因麻醉而失去分娩的力量，但過程中卻不會感覺疼痛。（如圖 42）

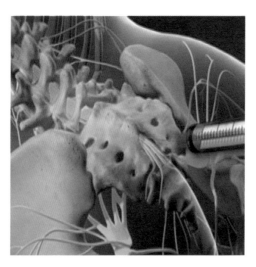

圖 42：尾椎硬膜外注射，經薦椎的尾骶孔注射到脊椎硬膜外。

這種療法因為要將藥物剛好打到脊髓的硬膜外，難度頗高，打太深穿破硬膜會傷害脊髓，打太淺沒敷蓋硬膜又沒效，不小心也可能傷害周邊的神經血管組織。但有經驗的醫師通常只要半小時即可完成也罕見副作用。正常情況下，極少有副作用，通常不會感覺不適，也不需針後調理。

14.2 硬膜外注射有百年歷史

雖然一般人不熟悉，但此種治療歷史悠久，尾椎硬膜外注射已經超過百年了。在 1901 年一位名叫西卡德醫師發展出這種注射技術（Sicard A, 1901），同年就有醫師利用此技術麻醉病人進行直腸手術

（Cathelin,1901）及用來治療坐骨神經痛（Pasquier,1901）。到 1909 年已有
醫師報告使用此種注射治好多位坐骨神經痛病人（Caussade, 1909）。
1928 年許多醫師已將此種注射變成治療背痛的常用手段。（Viner,
1925）其後在 1930-1960 年歐洲大量使用在治療椎間盤突出及治療
坐骨神經痛。（Evans W, 1930）（Robechhi A, 1952）（Lièvre J-A, 1953）（Brown,
1960）（Cyriax JH, 1961）美國最早使用則在 1961 年。（Goebert HW, 1961）

　　到 80 年代後「硬膜外注射」已是醫界的標準常規治療，也是
現今歐美各國治療慢性背痛最常用的技術。我們看看接受注射人數
就可知道它多麼盛行。美國聯邦保險的統計在 1998 年為 80 萬件，
2005 年為 178 萬件。（Abdi S, 2007）到 2011 年，已跳升到 229 萬件，
每年成長 7.5%。平均 100 位美國聯邦保險人有 5 位接受此種注射
治療。（Manchikanti L, 2013;16:E349）（Manchikanti L,2010）

　　因為美國聯邦保險只保 65 歲以上老人，所以推估全美的注射
數目至少是 3-400 萬件。而美國背部手術約百萬件，可見硬膜外注
射數量超過手術 3-4 倍。在美國費用每次約 2-3000 美元，推算美
國一年花費 80-100 億美元在硬膜外注射處理背痛。（Manchikanti L, cost
utility analysis 2013）在歐洲也是標準慢性背痛治療方法，英國國健局有
詳細的規範。（National Medical Policy, 2015）美國聯邦保險病人接受施打
的對象分析起來八成是「坐骨神經痛」、「神經根病變」、「椎
間盤突出」及「其他下背痛」，另外二成是「脊椎狹窄」。（Friedly
JL,2007）

　　「圖解骨科學」的作者，號稱「現代骨科學之父」的英國醫師
傑姆士塞瑞艾克斯從 1960 年代就開始施打，有 5 萬多次的硬膜外
注射經驗。根據他的教科書，硬膜外注射對於以下各種病人都有效：
1.超急性腰痛，2.拖延甚久的神經根痛，3.原發性的椎間盤突出，4.

原發性坐骨神經痛，5.復發性坐骨神經痛，6.神經根炎，7.神經根痛合併神經病變，8.腰椎手術後神經痛。（Cyriax JH, 1983）我在英國留學時不幸他已過逝，我曾到他工作的聖湯瑪斯醫院與他的學生學習過，這家醫院在倫敦泰晤士河旁面對國會大廈，風景美麗。他被譽為「骨醫學的愛因斯坦」透過注射與手法開創不手術的「系統骨內科學」，如果他有靈一定會佳許他的徒孫寫此本書，而個人也謹以本書紀念這位偉大傳奇的醫師與老師。

14.3 注射效果佳

為什麼硬膜外注射如此盛行？因為它的效果不輸手術而且簡單快速安全便宜。比利時大學教授翁白瑞醫師是教科書「系統骨科學」的作者，他一生有數萬次硬膜外注射經驗。他曾發表他的注射成果，顯示成果十分卓越，成功率如下：

（1）「超急性腰痛」：5天內全部痊癒；

（2）「清晨背痛」：成功率100％；

（3）「神經根痛無合併神經病變」：成功率77％；

（4）「神經根痛有合併神經病變」：成功率79％；

（5）「頑強背痛」：成功率66％；

（6）「手術後椎間盤神經根痛」：成功率33％。（Ombregt L,1982）

美國路易斯維爾大學曼奇侃第醫師研究結果也是如此。他發現在改善疼痛，功能及工作上，第一個月可達97％，累積改善比例在半年與一年為86％及67％。（Manchikanti L, 2001）田納西大學的希卡拉醫師研究發現硬膜外注射41％效果卓越（疼痛解除90％維持6

個月以上），29% 效果好（疼痛解除 50% 維持 6 週以上），只有 29% 無效。其它報告也差不多。（Bellini M, 2013）（Manchikanti L, 2015）

2011 年的一個大型隨機雙盲實驗，發現對於「慢性椎間盤疼痛」可以有六到七成的效果。（Manchikanti L, 2011）對於「脊椎狹窄」病人，有七成疼痛解除及功能改善，自覺進步為八成，打完後一年的不痛時間可到 40 週。（Manchikanti L, 2012（1））

由於藥物代謝作用，硬膜外注射效果會隨時間遞減，單次注射第一個月的效果達 96%，第 3 個月 56%，第 6 個月只剩下 16%。但是一般作法是 2-4 週打一次，先打 3 次，一年可以打到 6 次。（National Medical Policy, 2015）情況穩定進步有些專家甚至認為可以打到 12 次（Novak S, 2008）。如果第一次注射沒有進步，再重複一次也沒進步，那麼可能打針對這種病人沒有幫忙，一般認為就不需要再打了。有進步則需重複注射增強效果，多次注射可維持效果：第一個月效果 96%，第 3 個月 95%，第 6 個月 85%，第 12 個月仍有 67%。（Manchikanti L, 2001）平均可至 75%。（Cohen SP, 2012）（Bush K, 1991）

美國帕亞倫醫師以 1966 到 2011 的回顧研究得到類似的結果。他們將醫療效果分為：「優秀」，「良好」及「不好」三等級。發現無論是短期與長期效果，「脊椎硬膜外注射」對於「椎間盤突出」、「神經根炎」是『優秀級』；對於「椎間盤手術後疼痛」及「脊椎狹窄」也達到『良好級』。（Parr AT, 2012）

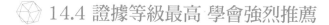 14.4 證據等級最高 學會強烈推薦

醫學期刊發表的研究品質不一，所以它的『證據力』分成 5 等。其中第一級最強，第五級最弱，分級是依據研究的嚴謹度及樣本數大小：

第一級 I：有清楚結果的大型隨機對照實驗

第二級 II：有結果的小型隨機對照實驗

第三級 III：世代研究或病例對照研究

第四級 IV：回顧研究

第五級 V：個案報告（Sackett DL. 1989）

美國麻省總醫院的赫胥醫師與英美許多大學所做的大型回顧研究，發現「硬膜外注射」無論是治療那種類型的慢性下背痛證據，等級都在第二級到第三級之間。連治療「術後的下背痛」證據等級也是第二級，在臨床上表示證據十分可靠。（Kaye AD,2015）

2007 年「美國介入疼痛醫師學會」制定「慢性脊椎疼痛臨床導引」（這些導引提供醫師標準的作業規範），認為以醫學證據來看，「尾椎硬膜外注射」對於「椎間盤突出」或「神經根炎」及「沒有椎間盤突出或神經根炎的椎間盤疼痛」的短期證據力為『強烈』等級、長期證據力則為『中度』等級。（Boswell MV ,2007）邁阿密大學亞比迪回顧研究也發現對於「慢性腰椎神經痛」或「術後神經痛」的短期效果是『強烈』等級、而長期效果是『中度』等級。（Abdi S,

2007）這些研究多是隨機雙盲研究，證據品質極高。（Manchikanti L, 2015 what is the role）

到 2009 年，此學會又重新制定「慢性脊椎疼痛臨床導引」，考慮介入的好處、風險、成本效益，將推薦等級分為「第一級強烈推薦 1」，及「第二級推薦 2」；再依據臨床證據品質分為「A 高品質」，「B 中品質」與「C 低品質」。（Guyatt G, 2006）「硬膜外注射」被列為最高級的 1A 與 1B 品質且屬於「強烈推薦」等級。（Manchikanti L, 2009）（Epstein NE. 2013（1））

其中最有效的「尾椎硬膜外注射」，對於因為「椎間盤突出」等短期與長期慢性腳背痛效果最好都是證據最強的第一級。對於「脊椎手術後的疼痛」或「脊椎狹窄的疼痛」效果也十分好，證據等級是第二級。（Conn A, 2009）

✦ 14.5 效果不輸手術

讀者要問此種注射與手術比如何？紐約布魯克達爾大學阿洛桑醫師將病人分組，一組接受「硬膜外注射」，一組接受「微創解壓手術」來比較效果。發現手術對於背痛解除較明顯，但「硬膜外注射」對於神經根疼痛較有效。（Aronsohn J, 2010）

美國西北脊椎中心的巴特曼醫師則比較「脊椎硬膜外注射」與「椎間板切除」並追蹤 3 年，發現手術組效果比較快，但硬膜外注射成果也很理想。二種治療都隨時間變好，最後沒有差別。（Buttermann GR, 2004）

　　倫敦皇家自由醫院的布什醫師做了一個嚴謹的隨機雙盲實驗，發現對於罹患頑固性坐骨神經痛病人接受「硬膜外注射」能夠降低不必要的手術，注射組只有 8% 需要手術，而未打針的對照組卻是 18%。（Bush K, 1991）

　　加拿大的健保是全世界滿意度極高的國家之一，但平均背部手術仍需要等候 34 週。紐芬蘭大學的梅遜醫師將等待手術的病人分兩組，一組接受「硬膜外注射」，另一組沒有，結果接受注射一組病人有 56% 竟然不需開刀了！（Neil A. Manson, 2013）美國波士頓麻省總醫院的畢凱醫師則發現接受「硬膜外注射」的病人可以降低 32% 開刀機會。（Bicket MC 2014）

　　香港聖保羅醫師骨科顧問東尼羅分析他做過的 526 位病人，發現他使用未用影像的「硬膜外注射」解除疼痛效果極好與良好的共 491 人占 93%，最後只有 3.5% 需要手術。（Loy TT, 2000）

　　依法歐美各國的見解，硬膜外注射簡單便宜是手術前應該先嘗試的治療，如果沒效才考慮手術治療。上述研究顯示使用硬膜外注射可以降低 32-56% 的手術。再想想本書前面所說的神經疼痛會因身體自行吸收突出的椎間盤而逐漸緩解，透過「硬膜外注射」即使不手術，仍可使病人維持好的生活品質。

14.6 手術失敗病人也有效

　　第十章我們提到「背部手術失敗」病人很麻煩，他們常持續痛苦而任何治療效果都不好，因此常得到創傷後症候群或只好一再手術。那硬膜外注射對這群人效果好嗎？美國路易斯維爾大學曼奇侃第醫師研究發現成果很好，60% 病人疼痛解除及失能改善，自

覺進步很多的病人為 75%，而且一年平均不痛時間可以達 38 週。
病人手術如果失敗，因為再手術成功率低，更應先嘗試此種療法。
（Manchikanti L, 2010（1））「尾椎硬膜外注射」對於「脊椎手術後的疼痛」
效果十分好，證據等級第二級。（Conn A, 2009）美國麻省總醫院的回
顧研究也發現「硬膜外注射」對於術後的下背痛證據等級是第二級。
（Kaye AD,2015）

14.7 嚴重急性背痛也有效

對於嚴重的急性背痛，一般內科治療效果如果不好，可以嘗試
硬膜外注射。它不僅對於慢性背痛有效，對於急性背痛也有迅速解
除疼痛的效果。美國聯邦保險也同意使用在『背痛十分嚴重沒有其
他治療方法』（National Medical Policy, 2015）。我的經驗是硬膜外注射對
於藥物效果不好的急性背痛，常有奇效。比利時大學翁白瑞教授五
萬個案報告甚至認為五天內痊癒。（Ombregt L,1982）

英國「國家健康與照顧卓越研究院」在 2016 年對於「下背痛
與坐骨神經痛指引」的建議是「考慮使用含類固醇及麻醉劑的硬膜
外注射來治療急性與嚴重的坐骨神經痛。但不要用來治療有神經性
跛行的中央脊椎狹窄。」並說：「整體來說，硬膜外注射無論是否
使用影像導引都算是安全及常規使用的治療。個案對照實驗證據也
顯示對解除疼痛有效。」（NICE Guideline, 2016）（NICE Guideline, 2016）

14.8 脊椎狹窄也有效

美國路易斯維爾大學曼奇侃第醫師研究 120 名脊椎狹窄病人
二年，發現使用「硬膜外注射」對這類病人也有效。（Manchikanti L,

2015）（Manchikanti L, 2012）（Manchikanti L, 2012（1）**全球最大的健康保險公司「聯合健康照顧保險」**（United Healthcare Service）**對於「硬膜外注射」的給付說明是這樣：「硬膜外注射對於急性與亞急性坐骨神經痛或神經根源起的下背痛，如脊椎狹窄、椎間盤突出或退化性脊椎，是醫學證實及需要的治療。」**（United Healthcare Service, 2017）**美國聯邦保險病人接受施打的對象有二成是「脊椎狹窄」。**（Friedly JL,2007）**可見對於「脊椎狹窄」病人的注射效果很好，也是被政府與保險機構認可的醫療介入。**

⬡ 14.9 安全考量

所有醫療處置都可能有風險，此種注射當然也有。「圖解骨科學」作者英國傑姆士塞瑞艾克斯醫師一生做過 5 萬多次的尾椎硬膜外注射，他整理他的個案發現只碰過一個案子過敏，2 個暫時性下肢麻痺，及兩個化學性腦膜炎，此 5 案全部自癒且沒後遺症。所以他強調此種注射十分安全。（Ombregt L, 2003）（註：過去 50-60 年代手套內外都有滑石粉，不小心誤入脊髓導致化學性腦膜炎，現在已不會發生）

作者本身注射超過二千名病人，副作用很少見，我自己統計約 1-2%，偶而見到頭暈、過敏，暫時性下肢麻痺（約一小時後自好），血糖上升或注射部位酸痛，但都不嚴重而且短暫。在本章 10.14 節我列出可能的影響。最麻煩的病人是那些腰椎手術後結疤的病人，有時難以打進。但最關鍵的還是醫師的經驗與技術，沒有經驗的醫師容易製造出各種問題。至於效果好壞，個人統計與其它專家差不多約 6-8 成。過去幾十年來醫界都只使用類固醇加麻醉藥注射，但

最近添加 PRP 或幹細胞等再生物質後效果更好而且持續時間更長久。

◇ 14.10 原理：不發炎就不痛

　　為什麼硬膜外注射會對嚴重背痛有效呢？請各位回想一下，我在第三章告訴讀者許多健康人也有椎間盤突出現象但卻沒有症狀。為什麼這些人有突出卻沒有不舒服呢？理由很簡單，因為沒有發炎。瞭解嗎？病人不舒服的關鍵不在有沒有椎間盤突出而在於有沒有發炎！所以醫師要處理的應該是發炎而不一定要處理椎間盤突出。因為沒有發炎病人就不痛就不失能了。「硬膜外注射」就是來治療發炎，有些病人在打完針就不發炎也不痛，因此也不需要手術了。

　　所以加拿大紐芬蘭大學梅遜醫師說：「硬膜外注射對於『延遲治療病人』與『長期症狀病人』都有效，它們是重要的治療工具，

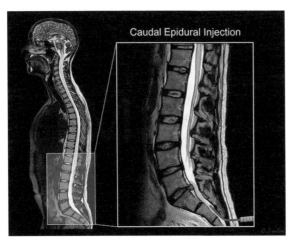

圖 43：腰椎硬膜外注射圖解

對於椎間盤突出病人能夠避免 56% 的手術需要，降低健保系統的的
負擔。無論是單次或多次注射都有助於避免手術並且不會延誤必要
的手術。」（Neil A. Manson, 2013）簡單來說，神經疼痛導致於發炎反應，
硬膜外注射可以抑制發炎反應降低疼痛。（Bellini M, 2013）

◈ 14.11 高 CP 的治療

由於醫療費用不斷高漲，最近出現一門新學科稱為「醫療經濟
學」，主要是利用成本效益（即 CP 值）去計算比較不同的治療方法。
最常用的指標稱為「增加病人有品質的生活一年需花要多少錢？」
（quality adjusted life year，QALY）這樣才能比較蕃茄與蘋果。在美國平均每
增加「有品質的生活一年」脊椎手術需花費 69400 美元，而硬膜外
注射只要 2550 元，也就是只要手術的 3.6%，可見比起外科手術，
「硬膜外注射」的 CP 值非常高。（Manchikanti L, 2001）（Tosteson AN,2008）

即使在全民健保手術費便宜的加拿大與英國也如此。英國的研
究是硬膜外注射 219 英磅對脊椎手術的 8975 英磅，只要 2.4%。
（Whynes DK, 2012）在加拿大是手術的 11%。（Neil A. Manson, 2013）因此對
於個人或保險機構真是非常便宜划算。荷蘭格羅寧根 Groningen 大
學研究也指出使用硬膜外注射可以增加有品質的生活一年節省 19.3
萬歐元。所以認為應該將硬膜外注射使用在日常的醫療業務中。
（Spijker-Huiges A, 2015）

因為便宜安全又可降低手術機會，因此許多歐美國家保險機構
都規定「手術前應先採用保守療法數月，病人如果疼痛不好或有神
經症狀，應評估病人是否適合使用硬膜外注射，適合病人應先嘗試
硬膜外注射。」這也是為什麼美國一年有數百萬次硬膜外注射的原
因。（Manchikanti L, Pain Physician 2013;16:E349–364）（Manchikanti L,2010）

◇ 14.12 腰舒奇針

　　我在美國哈佛大學讀研究所時，曾陪一位嚴重背痛友人去波士頓的貝斯以色列醫院接受「硬膜外注射」，結果令我大為驚豔，因為三天後原來下床困難疼痛呻吟的朋友竟然完全復原了。回來後我發現台灣只有麻醉科醫師執行此注射，但他們不是做治療，而是使用「硬膜外注射」做無痛麻醉。我後來在英國學到此項技術將它應用來治療各種嚴重下背痛與坐骨神經痛。到今天注射病人已超過 2千人。許多病人效果跟我當年在波士頓的朋友一樣快速神奇，而且副作用或不適極少。很多原本要手術病人竟然因此不用開刀，而手術後疼痛難耐的病人也得以解除陳疴。有趣的是打針位置為中醫督脈的「腰俞穴」（俞音舒），所以我稱為「腰舒奇針」。十分值得推薦給所有讀者。

◇ 14.13 其他新型注射療法

富含血小板血漿

　　「富含血小板血漿」（platelet rich plasma, PRP）是從自己的血液離心出來的生長物質，近年在許多關節肌肉韌帶的發炎疼痛上成果卓越。所以也有醫師嘗試使用在硬膜外注射來治療椎間盤突出與坐骨神經痛病人。印度巴哈迪使用「富含血小板血漿」後疼痛明顯改善而且可以維持 3 個月沒不良副作用。（Bhatia R, 2016）日本三重 Mie 大學的明田醫師研究發現止痛效果維持 6 個月。（Akeda KA, 2011）加州大學神經外科波鐸醫師研究 35 位病人追蹤 1 年發現超過三分之二病人有效而且效果能維持 6-12 個月。（Bodor M, 2014）

再生幹細胞注射

　　幹細胞是多元再生的細胞，可以分化成骨頭、軟骨、神經、肌肉細胞，成人在骨髓中最多，也可從脂肪或周邊血抽取。老人的脊椎退化使用幹細胞做為再生用途是新的趨勢。以色列哈達薩醫院的施洛得醫師說的「幹細胞已經普遍實驗性的使用於許多疾病從心肌梗塞到阿茲海默症，也有無數動物試驗與臨床實驗結果。由於它能治療神經傷害、肌肉傷害、椎間盤退化及可能的骨融合，幹細胞治療也吸引脊椎外科醫師的投入。」（Schroeder J, 2015）

　　幹細胞可說是真正治療脊椎老化退化的利器，也是能夠再生軟骨、硬骨甚至神經的治療方法，許多專家認為幹細胞是現階段唯一可行的再生醫學，是未來醫學的主流，可以恢復組織的年輕與活力。透過此種治療可以降低手術機會，降低術後不癒合及恢復神經肌肉功能。

　　對於脊椎的好處已經實驗成功的有脊椎融合手術降低不癒合率，椎間盤退化後的再生治療及脊椎損傷後的神經再生治療。（Schroeder J, 2015）（Drazin D, 2012）（Leung VYL, 2006）

活性鈷氨素注射

　　活性鈷氨素是一種有特殊有活性的 B12 維生素，對於神經的發育與穩定非常重要（Patel MS, 2011），當發炎時脊髓內的 B12 維生素會明顯缺乏，而補充 B12 維生素對於神經疼痛麻木症狀有效。（Petchkrua W, 2003）（Jongen JC, 2001）（Senol MG, 2008）而 B12 維生素給法除了口服、肌肉注射外，日本東京昭和大學研究指出注射脊髓內（鞘內）注射

效果十分明顯。（Ide H, 1987）（Mauro GL, 2000）（Waikakul W. 2000）（Chiu CK, 2011）（Zhang M, 2013）

抗腫瘤壞死因子 - α

　　傳統上硬膜外注射都是使用類固醇或麻醉劑。但最近干擾發炎過程抑制風濕的新型消炎藥，如「抗腫瘤壞死因子 - α」（anti-tumor necrosis factor α） 如 Etanercept（Enbrel）、adalimumab（Humira）, infliximab（Remicade）等也被使用在「硬膜外注射」治療嚴重下背痛與坐骨神經痛。但價格昂貴一針要價兩萬以上。（Wang YF, 2014）

　　日本千葉 Chiba 大學的大鳥等發現「硬膜外注射」使用「抗腫瘤壞死因子 - α」效果解除疼痛與腳麻木效果上都比類固醇更好。（Ohtori S, 2012）芬蘭奧盧 Oulu 大學的高侯尼的報告也如此。（Korhonen T, 2005）其它約翰霍普金斯的研究也差不多。（Cohen SP, 2009）（Cohen SP, 2012）瑞士日內瓦大學金尼衛醫師甚至發現使用「抗腫瘤壞死因子 - α」在坐骨神經痛病人可以減少 61% 的背部手術。（Genevay S, 2012）

　　日本久米醫師的研究發現度對於椎間盤突出病人使用「抗腫瘤壞死因子 - α」尾椎硬膜外注射可以明顯降低疼痛注射後一天即可降低疼痛 42 分（100 分疼痛量表），一個月甚至降低 64 分。而且沒有觀察到任何副作用。所以久米認為尾椎硬膜外注射「抗腫瘤壞死因子 - α」可能是治療椎間盤突出坐骨神經痛的有效安全方法。（Kume K AS, 2008）「抗腫瘤壞死因子 - α」常見的副作用是鼻炎、腹瀉、皮膚過敏，都算輕微。

14.14 硬膜外注射可能的副作用

1. 由於解剖位置的變異或術後沾粘，針打不進去
2. 打針處疼痛
3. 打針處流血瘀青
4. 打針處發炎
5. 頭暈
6. 頭痛
7. 皮膚過敏
8. 短暫耳鳴
9. 短暫臉潮紅
10. 小便暫時困難
11. 血糖短暫上升（糖尿病可能升高 80-100，維持 24 小時）
12. 血壓短暫上升
13. 下肢麻木，通常短暫（1/50000）
14. 神經傷害
15. 譫妄

回家後者注意事項

1. 休息
2. 繃帶貼晚上睡前撕去
3. 當天不要在注射處使用發熱裝置
4. 當天不要泡澡
5. 第二天可以恢復正常工作活動

如果有下列情況需通知醫師

1. 嚴重或持續頭痛

2. 發燒超過 38 度

3. 打針處發炎紅腫

4. 嚴重背痛

5. 產生新的下背或腳的無力或麻木

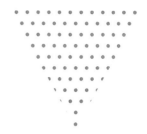

第七篇
何時手術？如何決策？

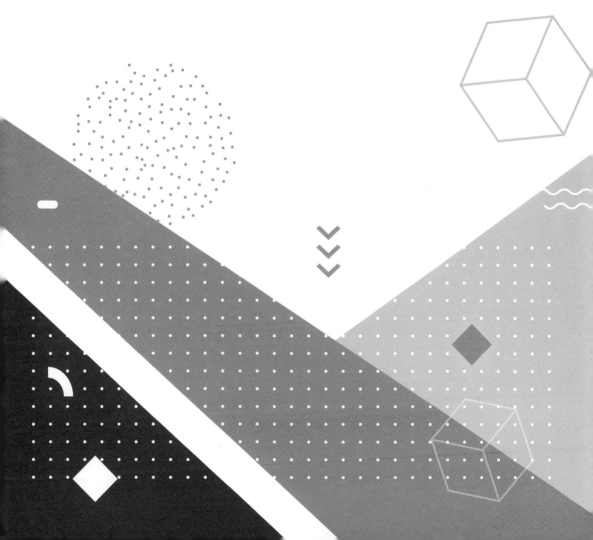

第十五章　何時應該手術？

　　肚子痛你就會想去接受開刀治療嗎？當然不會！除非醫師診斷你是盲腸炎、膽囊炎、腸壞死等外科情況。背痛也是一樣，即使來勢洶洶但絕大多數卻是內科可以治療好的疾病。像椎間盤引發的坐骨神經痛，即使不手術，95% 病人在 1-12 個月內都能痊癒。（Legrand E, 2007）然而病人卻無法知道自己的情況是否達到要開刀的狀況。讀過本書你明白外科醫師建議手術卻常因診斷不夠精確雜、摻雜其他個人利益或忽視手術後遺症而無法完全相信。那什麼情況才需要脊椎手術呢？

◈ 15.1 背部手術：何時才是好主意？

　　全美最好的醫院之一「梅約診所」（其實是美國極為著名的醫學中心，2016 神經外科全美排行第一）談到「背部手術：何時才是好主意？」這樣說：「背痛十分常見，手術通常無法緩和它。要瞭解為什麼你會背痛才能知道手術能否提供協助。背部手術能幫助緩解某些原因引起的背痛，但通常很少需要手術。」「下背痛是家庭醫師門診最常見的問題，多半可以使用非手術得到緩解。」「如果保守治療無效，而且你的疼痛持續而且有失能情況，那外科手術是一種選項。」（Mayo, 2015）

　　注意它的用詞，手術也只是選項而非必要。可見背部手術是最後不得已的選擇。有人要問了，如果沒有明顯改善，那保守療法應該要持續多久？又會不會因為太晚開刀而變得更嚴重？

　　答案是不會影響，其實研究不少，都指出晚開刀不會影響治療成果。（Peul WC, 2008）（Barrios C, 1990）（Weber H, 1983）（Junge A, 1995）那可以晚多久？如果疼痛嚴重持續加上神經症狀而保守療法沒有改善，專家研究是 2-12 個月不會影響治療成果。（Hurme M, 1987）（Rothoerl RD, 2002）多數研究都認為六個月不會影響，所以我認為在手術前至少得接受保守療法 6 個月，如果持續嚴重沒有改善而且有神經症狀才需考慮手術治療。（Rihn JA, 2011）（Pearson A, 2012）（Silverplats K, 2010）（Quigley MR, 1998）（Nygaard OP, 1994）（Ng LC, 2004）（Jönsson B, 1993）（Sabnis AB, 2014）（Carragee EJ, 1997）

　　歐洲更保守，依照「歐洲非特殊性慢性背痛臨床導引」建議在開刀前保守療法 2 年以上才手術。（Airaksinen O, 2006）美國國家廣播公司 NBC 說：「這些年治療背痛像星艦迷航一樣，因為人們相信一定要做點事。但事實是時間常是最好的藥，多數人在某些時間會有背痛，但九成病人在數週內可以自己恢復。」（Lauran Neergaard, 2010）

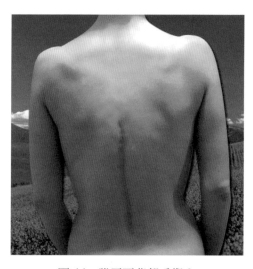

圖 44：誰需要背部手術？

154

15.2 背部手術，誰需要它？

　　華盛頓大學迪亞教授在一篇回顧文章「背部手術，誰需要它？」中比較了外科與內科治療的許多實驗成果，他最後的結論是：「最需要手術的就是有明顯運動缺陷或脊椎外傷者，因為手術可以保存功能及生命。如果沒有明顯神經問題，不管是椎間盤突出、退化性脊椎滑脫或脊椎狹窄不需要手術。但是適當的外科處置可能提供有價值的疼痛緩解。在這種情況下，應由知情的病人與他的醫師聯合做決定。」（Deyo RA , 2007）

絕對需要開刀的情況是：

1. 脊椎腫瘤

2. 脊椎膿瘍

3. 馬尾症候群

4. 嚴重脊椎狹窄

5. 嚴重脊椎滑脫或合併腰椎椎弓斷裂

6. 不穩定的退化性關節炎

7. 進行性的神經傷害：如尿失禁、癱瘓

8. 接受保守療法後仍持續無法忍受的疼痛

相對的情況：

9. 保守療法下疼痛仍持續嚴重而且惡化，影響生活品質。

（Ammendolia C, 2013）

15.3 術前九問

在手術前病家應該與手術醫師仔細討論、但要討論什麼呢？亞東醫院院長也是台大教授朱世樹勳曾引用「新醫病對話」作者丹尼思馬茲若醫師的方法。這是醫療手術前討論清單：

1. 手術的風險為何？可能造成的傷害？

2. 做完手術最好的狀況是什麼？可以帶來哪些好處？

3. 如果不開刀，最壞的狀況是什麼？

4. 有沒有其他替代治療方法？

5. 如果什麼都不做，維持現況會怎樣？

6. 我的狀況適合開刀嗎？

7. 可以延後治療嗎？

8. 有那些科學證據或醫學文獻可做為參考？

9. 醫生本身的臨床經驗夠豐富嗎？醫生以往執行該項手術的成功率與失敗率？（朱樹勳, 2008）

15.4 如何測量背痛惡化？

那什麼情況是惡化呢？一般是看指標分數。美國哈佛大學骨科部的安祖懷特醫師發現外科醫師對於椎間盤突出是否需要開刀，除了病人主觀陳訴的酸麻疼痛外，還需兩項客觀證據：（一）病人的理學檢查發現；（二）核磁共振或電腦斷層影像。但諷刺的是，回顧研究卻顯示兩項客觀檢查無法做為判斷病人是否需要開刀的標準。懷特醫師的結論是：「它顯示個別的放射影像學及臨床症狀，在此刻仍無法用來預測外科手術的需要。」

　　這麼說，那到底要用甚麼來判斷病人是否需要手術治療呢？英國「國家健康與照顧卓越研究院」在 2016 年對於「下背痛與坐骨神經痛指引」的建議是採用 Keele STarT Back 背痛危險分級問卷的簡單風險分類。（NICE Guideline, 2016）（見附錄 1）

　　但此問卷只能知道是否嚴重卻無法知道是否該接受手術。安祖懷特指出「個人生活方式」、「活動能力」以及「疼痛症狀」等反而更具相關性。他建議使用兩種背痛量表 -「歐思威垂失能指數」（Oswestry Disability Index）及「羅蘭莫理斯失能指數」（Roland-Morris Disability Index）。這兩種表有附在後面供讀者參考。至於治療後有沒有進步則除了這兩種量表外，有些專家認為還須將疼痛頻率與時間都考慮進來，使用「疼痛頻率、嚴重與時間量表」來評估，此表也列於附錄。（Salamon KS, 2014）

　　即使符合上述條件，醫師還要整體考慮病人的年齡、共病、過往病史及健康情況是否適合開刀。可見手術的要求很嚴格，只是有些外科醫師疏忽或故意忽視了這些準則。

　　因此短期或長期，理論或實際，坐骨神經痛、椎間盤突出等慢性背痛都應該以內科保守療法為主。我的建議就是「守株待兔、靜觀其變」。守就是守勢也就是保守療法；變就是背痛會慢慢變好。（Legrand E, 2007）

第十六章　邁向康復之路

讀到此章，讀者對於背痛或背部手術應該有概念了。但因為醫師不是神，生病無全順，沒有零風險的手術，醫療決策只能權衡取輕，最後的決定與風險還是病人或家屬。

因此在此章，我要為各位整理一條明智的決定路徑，稱為「背痛手術決策樹」來協助讀者與家屬做出明智的決定。

◈ 16.1 決策第一步　區分是急性背痛或慢性背痛？

「急性背痛」是指 3 個月內的背痛，超過 3 個月沒好還在疼痛則稱為「慢性背痛」。急性背痛不用開刀。所以無論背痛多嚴重，先休息吃藥等 3 個月看是否痊癒？美國北卡羅來納州的「藍十字藍盾保險機構」於 2011 年起要求病人脊椎手術需先接受內科治療 3 個月沒效後才會批准手術申請。結果新政策執行一年脊椎手術量就掉了 30%。其中複雜手術減少更多，因此花費掉了 4 成。(Jaimy Lee, 2014) 記住，除非是外傷導致的脊椎骨折或嚴重神經受損如失禁、半身不遂才需要緊急開刀，否則先等 3 個月。其間可以使用熱敷按摩休息止痛劑與局部注射等，不可牽引。嚴重急性背痛藥物如果效果不佳可以考慮「硬膜外注射」。

◈ 16.2 決策第二步　慢性背痛是否有明顯神經症狀

三個月後，如果背痛沒有合併明顯神經症狀則繼續保守療法，如果有明顯神經症狀，如膀胱或直腸失禁、跛足，運動不能等則再度進行影像檢查及手術評估。如有『腫瘤、嚴重脊椎狹窄、不穩定

「脊椎滑脫」及嚴重壓迫性「椎間盤突出」』即進入手術考慮，否則繼續保守療法。此時應考慮脊椎「硬膜外注射」如有效則持續保守療法。

◇ 16.3 決策第三步　有明顯神經症狀考慮手術

持續 6 個月到 1 年的保守療法後症狀且接受過「硬膜外注射」效果不好，疼痛仍然持續可以考慮開刀，但不要只問一位外科醫師，應再諮詢第二位甚至第三位脊椎外科醫師，集思廣義，聽聽其他專家的看法。由於中國人比較客氣，更不喜歡得罪同業，盡量不要找原本醫院的醫師而且要表明不會在他們醫院開刀，要回原來醫師處開刀。因為新醫院醫師也可能誘你開刀所以要聲明不在他那裏開刀以讓他講出實話。許多醫師不願直言批評同儕，所以要察言觀色聽出弦外之音。比如第二醫師皺眉說：「妳很不舒服，那就去開刀啊！」這種話其實是反諷，可能是他內心反對，表示你想開就要自己負責。你還要遵照華盛頓大學迪亞醫師的建議詢問醫師：「除了複雜手術我還有那些選擇？是不是先嘗試硬膜外注射療法？或只要簡單減壓手術就可以？」（Carla K. Johnson 2010）

我都建議嚴重病人都先嘗試使用「硬膜外注射」療法或較新的 PRP 或幹細胞注射，許多病人常見明顯改善而不用開刀。要手術也應以簡單減壓手術優先，也不需考慮微創內視鏡手術，除非特殊情況，不必使用複雜融合手術。

另外如果年齡超過 75 歲、過度肥胖、糖尿病控制不良、有嚴重的心肺血管疾病、有免疫風濕病、惡性腫瘤、帕金森症或已經開過 2 次背部手術，建議你盡可能不要手術，還是忍耐持續保守療法，因為風險常超過手術利益。我曾勸過我一位 86 歲馬伯伯不要開刀，

結果子女看他疼痛不忍，接受外科醫師建議開刀，術後第三天即嚴重肺炎休克昏迷插管用呼吸器，幾週後死亡。家屬為馬伯伯做了一個錯誤的決定十分內疚，但我相信外科醫師也一定後悔開此刀，差點導致醫療糾紛。

16.4 決策第四步　背痛手術後沒有明顯進步或再度背痛

背痛手術後沒有明顯進步或一段時間後再背痛，應該重新回到決策樹起點來做治療規劃。依照此決策樹，各位可以做出聰明的決定，但每個人的情況都不同，還是要看個案來決定。

16.5 本書結語

本書除剖析現今背部手術的問題、醫師醫院的心態、病人術後可能的問題外，也提出具體可行的建議給讀者與家屬。我要再次強調，除特別情況，背部手術是種改善症狀的「自願選擇性手術」，而非攸關生死的緊急手術，不開通常不會有生命危險，許多外科醫師有脊椎問題時忍痛也不開刀。因為即使用精密的高階核磁共振也不容易精確診斷。再加上脊椎手術比其他手術都來得複雜與危險，不僅併發症與後遺症多嚴重，失敗率也特別高，高到 25-30%。許多病人術後問題沒有得到解決只好再開刀，但再開刀通常效果不理想。醫師如果受到廠商誘惑或財務利益的介入會使他們傾向於多做手術，而浮濫開刀使得術後問題更層出不窮。

如果選擇不開刀，除少數嚴重情況，由於人體本身有自癒功能，可以自行吸收椎間盤突出，而使背痛症狀逐漸減輕甚至完全恢復。所以有時「忍耐」與「等待」是最好的選擇。我的學弟也是神

經外科醫師李孔嘉曾說：「我從事脊椎手術多年，深知脊椎手術因為困難性高，病人年紀大，手術風險也高，是醫療糾紛最高的手術之一。最優秀的醫師在最小心的情況下，也無法保證手術一定成功。所以我不但對每一位病人說明『脊椎疾患並無生命威脅，故無手術急迫性』，醫師也在門診說明治療的選擇包括吃藥、復健、忍耐及再忍耐。假使復建治療及吃藥無效，才考慮手術治療。」（中時電子報20150710）

　　事實是手術無法完全並長期的解決問題，反而由於越來越多的脊椎手術製造出手術後的新型背痛。內科治療速度雖較緩慢，但即使是椎間盤引起的坐骨神經痛，沒有手術八成病患會在一個月內恢復，九成五病人在一年內恢復。（Legrand E, et al, 2007）如果一般內科處理還仍然疼痛難奈或無法服藥運動或因為手術失敗，還可以選擇脊椎硬膜外注射，PRP注射或幹細胞注射等較安全有效的方法。

　　我再強調一次，醫師不是神，生病無全順，醫療決策是權衡取輕的選擇，沒有零風險的手術。病家不要抱持不切實際的「過度期望」。選擇外科手術或內科治療沒有絕對的對錯或好壞，但由於手術無法重來以及我在本書詳述的十點原因，我希望病人先使用保守治療至少半年。記得美國國家廣播公司NBC對美國民眾說的話：「美國現在一年要花860億美元來治療背痛，但研究卻發現沒有證據顯示這十多年來花那麼多錢，民眾有變好。這些年治療背痛像『星艦迷航』一樣，因為人們相信一定要做點事。但事實是時間常是最好的藥，多數人在某些時間會有背痛，但九成病人在數週內可以自己恢復。」（Lauran Neergaard, 2010）

　　真的「時間常是最好的藥」！有信念耐心的人會得回饋，心急氣躁的人則會呷緊弄破碗。讓我想起南宋朱熹的二首詩，原本是描

述他深思究理後突破領悟的興奮心情。但我覺得好像在描述背痛病人的歷程。

「半畝方塘一鑑開，天光雲影共徘徊。問渠那得清如許，為有源頭活水來。」此詩我歪譯為不須假藉外力或冒險手術，人體本身原就具有極好的自我療癒能力就像清水源頭源源不絕而來。

「昨夜江邊春水生，蒙衝巨艦一毛輕。向來杆費推移力，此日中流自在行。」此詩我則解釋為雖然背痛來勢洶洶，時間一到水到渠成時就可恢復。真的如此嗎？或許不全是，但讀過本書你會知道有 95% 的人的確如此。

最後，謹將此書獻給正受背痛折磨煩惱的病人及辛苦照顧擔心受怕的家屬，期望所有背痛的病人能以客觀科學正面積極的態度面對背痛、處理背痛，並衷心祝福他們早日恢復健康與幸福。

附　錄

附錄 1：背痛嚴重度量表

　　如何知道背痛多嚴重？有沒有需要開刀？治療後有沒有進步？臨床上醫師最常用的計量方法為背痛量表「歐思威垂失能指數」（Oswestry Disability Index）及「羅蘭莫理斯失能指數」（Roland-Morris Disability Index）。

　　另外也常用「疼痛分數量表」，有 100 分及 10 分系統兩種，由病人自己為自己的疼痛打分數，越高表越痛。100 分量表的話，0-4 為沒痛，5-44 為輕度疼痛，45-74 為中度疼痛，而 75-100 為嚴重疼痛。10 分量表的話，0-2 為沒痛，3-5 為輕度疼痛，6-8 為中度疼痛，而 9-10 為嚴重疼痛。

　　「歐思威垂失能指數」分數為 0-50 分，而「羅蘭莫理斯失能指數」分數為 0-24 分，分數越高，表示疼痛與失能越嚴重，也表示開刀的需要性更高。（White AP, 2012）

「羅蘭莫理斯失能問卷」

　　讀下面的句子，如果覺得描述與你的感覺一樣，請在前面畫勾。

- ☐　1.　因為背痛，我只好多數時間都待在家中
- ☐　2.　我常改善姿勢來讓我背部感覺舒服
- ☐　3.　因為背痛，我走路比平常慢
- ☐　4.　因為背痛，我不再進行常做的家事
- ☐　5.　因為背痛，我上樓梯要扶把手

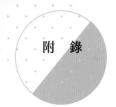

☐ 6. 因為背痛，我常躺下休息

☐ 7. 因為背痛，我從椅子起來時需扶東西

☐ 8. 因為背痛我要別人來幫我做事

☐ 9. 因為背痛，我穿衣服比平常慢

☐ 10. 因為背痛，我不能站太久

☐ 11. 因為背痛，我盡量不彎腰或蹲下

☐ 12. 因為背痛，我發現從椅子上起來有困難

☐ 13. 我的背部多數時間都在痛

☐ 14. 因為背痛，我在床上翻身有困難

☐ 15. 因為背痛，我胃口變差

☐ 16. 因為背痛，我穿襪子有困難

☐ 17. 因為背痛，我走路只能走一小段

☐ 18. 因為背痛，我睡眠不好

☐ 19. 因為背痛，我穿衣需要別人幫忙

☐ 20. 因為背痛，我常坐著

☐ 21. 因為背痛，我盡量避免重的家務事

☐ 22. 因為背痛，我常激動對別人發脾氣

☐ 23. 因為背痛，我上樓梯比平常緩慢

□　24. 因為背痛，我多數時間躺在床上

此問卷每題為答否為 0 分，答是為 1 分，最低為 0 分，最高為 24 分，分數越高表示越疼痛。

「歐思威垂失能指數」（Oswestry Disability Index 2.0）

此問卷是用來評估你的背（腳）部問題影響你日常生活的能力，請在你認為最接近你情況的框框中畫勾。

第一部份：疼痛強度

□　在此時我完全沒有疼痛

□　在此時疼痛輕微

□　在此時疼痛中等

□　在此時疼痛嚴重

□　在此時疼痛非常嚴重

□　在此時疼痛難以想像的可怕

第二部份：個人照顧（洗衣、穿衣 .. 等）

□　我能夠正常的自我照顧且不會使疼痛增加

□　我能夠正常的自我照顧但會疼痛

□　自我照顧時很痛，所以我動作慢而且小心

□　我需要別人幫忙，但能夠處理多數個人照顧

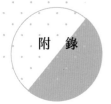

☐ 日常中的多數個人照顧，我需要別人幫忙

☐ 我無法洗衣，我無法穿衣，都躺在床上

第三部份：舉物

☐ 我能夠舉起重物且不會使疼痛增加

☐ 我能夠舉起重物但疼痛增加

☐ 疼痛使我不能夠從地板舉起重物，但如果放在方便的
　　地方如桌上，我能夠辦到

☐ 疼痛使我不能夠舉起重物，但如果放在方便的地方如
　　桌上，我能夠舉起較輕的東西

☐ 我只能舉起很輕的東西

☐ 我完全無法舉起任何東西

第四部份：走路

☐ 我可坐在任何椅子上，想坐多久就坐多久

☐ 我能坐在我喜歡的椅子上，想坐多久就坐多久

☐ 疼痛讓我無法坐超過 1 小時以上

☐ 疼痛讓我無法坐超過半小時以上

☐ 疼痛讓我無法坐超過 10 分鐘以上

☐ 疼痛讓我無法坐下

第五部份：站立

　　☐　我想站多久就站多久，疼痛不會增加

　　☐　我想站多久就站多久，但疼痛會增加

　　☐　疼痛讓我無法站立超過 1 小時以上

　　☐　疼痛讓我無法站立超過半小時以上

　　☐　疼痛讓我無法站立超過 10 分鐘以上

　　☐　疼痛讓我無法站立

第六部份：睡眠

　　☐　我的睡眠從不被疼痛困擾

　　☐　我的睡眠偶爾被疼痛困擾

　　☐　因為疼痛我的睡眠少於 6 小時

　　☐　因為疼痛我的睡眠少於 4 小時

　　☐　因為疼痛我的睡眠少於 2 小時

　　☐　因為疼痛我無法入睡眠

第八部份：性生活

　　☐　我的性生活正常，不會增加疼痛

　　☐　我的性生活正常，但會增加一些疼痛

　　☐　我的性生活接近正常，但很疼痛

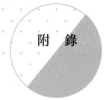

　　□　我的性生活因為疼痛嚴重受限

　　□　因為疼痛我幾乎沒有性生活

第九部份：社交生活

　　□　我的社交生活正常，不會增加疼痛

　　□　我的社交生活正常，但會增加一些疼痛

　　□　我的社交生活接近正常，但需要精力的興趣（如運動）受限

　　□　疼痛限制我的社交生活所以我不常出去

　　□　疼痛限制我的社交生活只能在家裏

　　□　因為疼痛我已經沒有社交生活

第十部份：旅遊

　　□　我能到處旅遊不會疼痛

　　□　我能到處旅遊但會有疼痛

　　□　疼痛影響我只能旅遊 2 小時以上

　　□　疼痛限制我只能旅遊小於 1 小時

　　□　疼痛限制我只能旅遊小於半小時

　　□　除了去接受治療外，疼痛限制無法旅遊

　　每一題目有六個選項，選第一框框為 0 分，依次為 1、2、3、4、5 分。十部份都填完，總分為 50 分。如果得分

為 16 分 即 為 16/50x100%=32%。 如 果 有 一 部 份 未 答，則 為 16/45x100%=35.5%（Roland M, 2000）

「疼痛頻率、嚴重與時間量表」（Salamon KS, 2014）

請回想你最近兩週疼痛的症狀，並請回答下列問題

　　1、你最近兩週疼痛幾天？

　　　　1　　2　　3　　4　　5　　6　　7（天）

　　　　8　　9　　10　　11　　12　　13　　14（天）

如果你回答是 0 天，那就不用在繼續回答下面問題否則請繼續

　　2、你疼痛有多久了？

　　3、你的疼痛是復發的還是一直持續的？

請回想你最近兩週典型或經常的疼痛程度

　　4、你典型或經常的疼痛程度是（0 是不痛 10 是最痛）

　　　　　0　　1　　2　　3　　4　　5　　6　　7　　8　　9　　10

　　5、平均來說，你每次痛會持續幾小時？

　　　　1~2 小時　　　3~5 小時　　　6~8 小時　　　9~12 小時

　　　　12~18 小時　　18~24 小時

現在回想你最近兩週最嚴重的的疼痛程度

　　6、你疼痛的日子中最痛到那種程度？（0 是不痛 10 是最痛）

　　　　　0　　1　　2　　3　　4　　5　　6　　7　　8　　9　　10

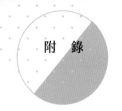

7、平均來說，你最嚴重的痛會持續幾小時？

1~2 小時　　　3~5 小時　　　6~8 小時　　　9~12 小時

12~18 小時　　18~24 小時

Keele STarT Back 背痛危險分級問卷（NICE Guideline, 2016）

姓名　　　　　　　　　　日期

請回想最近兩週情況並回答下列問題（是的話 1 分，不是的話 0 分）

1、在這兩週我的背痛有時會痛到腳

2、在這兩週我有時會有脖子或肩膀痛

3、因為背痛我只能走一小段距離

4、在這兩週我因為背痛穿衣服變慢

5、像我這種情況活動過多有危險

6、我常因為這樣而心理擔憂

7、我感覺我的背痛嚴重而且可能不會變好

8、一般來說我無法再享受我過去享受的事務

9、整體來說，在這兩週我的背痛困擾是如此

完全沒有　　輕度　　中度　　嚴重　　非常嚴重

說明：分 9 題總分與 5-9 題分數

總分（9 題）：　　　　　　　　次分數心理評估（第 5-9 題）：

分數評估（分成低中高三種風險度）

　　當總分小或等於 3 分表示低風險病人。如果總分大於等於 4 分則進行 5-9 題心理評估，將 5-9 題分數加總，如果次分數小或等於 3 分表示為中度風險病人，如果大於 4 分或以上則表示為高風險病人。

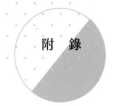

附錄 2：漸進性肌肉放鬆法

漸進性肌肉放鬆法，最早由美國生理學家艾德蒙傑克柏遜 Edmund Jacobson 於 1920 年代創立的。後來廣為應用，是一種良好降低自律神經緊張的自我治療方法。通過全身主要肌肉群的收縮－放鬆的反復交替訓練，使人體驗到緊張和放鬆的差異，更進一步認識身體的緊張反應，並能夠控制身體放鬆，達到心身放鬆的目的。

在此放鬆訓練的每一步驟中，最基本的動作是：緊張你的肌肉，注意這種緊張的感覺。保持這種緊張感 3-5 秒鐘，然後放鬆 10-15 秒鐘。最後，體驗放鬆時肌肉的感覺。漸進性肌肉放鬆要求對全身肌肉進行放鬆。放鬆的程序是：（1）足部：把腳趾向後伸，收緊足部的肌肉；然後放鬆。重複。（2）腿部：伸直你的腿，蹺起腳趾指向你的臉；然後放鬆，彎起你的腿。重複。（3）腹部：向裡向上收緊腹部肌肉（好像你的腹部正要受一拳），然後放鬆。重複。（4）背部：拱起背部，放鬆。重複。（5）肩膀與脖子：盡可能聳起你的雙肩（向上、向內），頭部向後壓；放鬆。重複。（6）手臂部：伸出雙臂、雙手，放鬆，彎起手臂。重複。（7）臉部：緊張前額和臉頰。皺起前額，皺起眉頭，咬緊牙關。

【免責聲明】

本書是整理研究背部脊椎手術與保守療法的參考書籍，但非醫療指導書籍。由於個人體質、年齡與共病有所不同，而背痛原因、嚴重程度及進程差異也甚大，因此到底應該選擇那種治療最合適，請讀者務必尋求合格醫師們診治並與他們詳細討論後自行做出理智

判斷與決策。本書作者僅負責內容真實性，不負責其它相關法律責任。

參考文獻

　　本書參考書目共有 410 多篇，由於篇幅頗長，不附在本書裏，有興趣讀者請上 http://hohebio.pixnet.net/blog

國家圖書館出版品預行編目(CIP)資料

背痛怎麼辦真的需要手術嗎？
外科醫師不讓你知道的十大秘密 / 簡志龍著. --
初版. -- 臺中市：健康希望生物科技, 2018.03
　　面； 公分
　　ISBN 978-986-89816-5-2(平裝)

　　1. 背痛　2.脊椎手術

416.616　　　　　　　　　　　　107002563

背痛怎麼辦
真的需要手術嗎？

外科醫師不讓你知道的十大秘密

作　　者：簡志龍醫師

校　　對：Nancy Wu

專案設計：黃湘婷

發 行 人：簡嬌娥

出　　版：健康希望生物科技股份有限公司

地　　址：台中市 404 北區中清路一段 153 巷 9 號

服務電話：0984-227063

電　　郵：hohebio@gmail.com

簡醫師部落格：http://hohebio.pixnet.net/blog

版　　次：初版

出版日期：2018 年 3 月

定　　價：350 元

設計編印 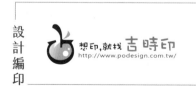 想印,就找 吉時印
http://www.podesign.com.tw/